Schattauer

Gerd Rudolf

Dimensionen psychotherapeutischen Handelns

Menschsein in Therapie und Philosophie

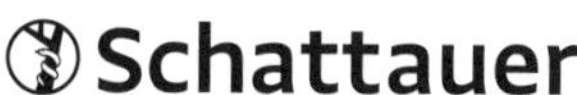
Schattauer

Prof. em. Dr. med. Gerd Rudolf
E-Mail: gerd.rudolf@gmx.net

Schattauer
www.schattauer.de

Gestaltungskonzept: Farnschläder & Mahlstedt, Hamburg
Cover: Bettina Herrmann, Stuttgart
unter Verwendung einer Abbildung von © shutterstock/Skye Studio LK
Gesetzt von Eberl & Koesel Studio, Kempten
Gedruckt und gebunden von Friedrich Pustet GmbH & Co. KG, Regensburg
Lektorat: Volker Drüke
Projektmanagement: Dr. Nadja Urbani
ISBN 978-3-608-40153-0
E-Book ISBN 978-3-608-11996-1
PDF-E-Book ISBN 978-3-608-20618-0

Bibliografische Information der Deutschen Nationalbibliothek
Die Deutsche Nationalbibliothek verzeichnet diese Publikation in der Deutschen Nationalbibliografie; detaillierte bibliografische Daten sind im Internet über http://dnb.d-nb.de abrufbar.

Zum Geleit

In Zeiten, die aufgrund zunehmenden Wissens über neurobiologisch relevante Prozesse zu simplifizierender biologischer Erklärung menschlicher Psyche und Verhaltens verführen, sind Bücher, die den Blick der Medizin und der Psychologie, der Psychiatrie und der Psychotherapie erweitern statt einengen, von unschätzbarer Bedeutung. Dies umso mehr, wenn der Autor nicht nur auf mehr als ein halbes Jahrhundert Medizin- und Psychotherapie-Geschichte reflektierend zurückschaut, sondern die Geschichte der Psychosomatischen Medizin und der Psychotherapie weichenstellend mitgeprägt hat. 2015 hat Gerd Rudolf mit »Wie Menschen sind« eine Anthropologie aus psychotherapeutischer Sicht vorgelegt, die nicht nur an Psychotherapeuten, sondern an alle psychologisch und therapeutisch interessierten Zeitgenossen adressiert war; diese Betrachtungen der vielen Seiten des Menschen hat Rudolf jetzt mit Aspekten eigener Biographie weitergeführt und mit den Gedanken ihm wichtiger Philosophen in Beziehung gesetzt. Mit seiner bemerkenswerten Erzählkunst vermittelt er über tradierte psychotherapeutische Entwicklungs- und Persönlichkeitskonzepte hinaus auch komplexe Zusammenhänge in einfacher, weithin verständlicher Sprache. Dieser Verzicht auf eine elaborierte Spezialsprache und die Klarheit seiner Beschreibungen zeichnen den Wissenschaftler Rudolf seit seinen frühesten Publikationen aus und haben ihn zu einem der meistgelesenen Autoren des psychosomatischen Fachgebietes werden lassen. Wenn er jetzt im beginnenden 9. Lebensjahrzehnt – verschränkt mit interessanten Erinnerungen und biographischen Reflexionen – einen Rück- bzw. Überblick seines psychotherapeutischen Denkens und Handelns vorlegt, ist ihm die Aufmerksamkeit eines breiten Publikums gewiss. Dabei dürften es wohl mehr die »hinterherdenkenden« als die alles schon immer wissenden LeserInnen sein, die sich von den Gedankengängen Rudolfs angezogen fühlen. Aber dass auch frühere »Bedenkenheinis« in ihrer Entwicklung zu klaren, auch mutig-innovativen Positionen kommen können, kann als eine Grundfigur im Rudolf'schen Denken angesehen werden.

Der abgesetzte Autobiographie-Teil findet sich in dritter Person (Erik) und weithin in Form eines Dialoges mit einer (zumindest partiell fiktiven) in psychotherapeutischer Ausbildung stehenden, später therapeutisch tätigen Nichte Anne gestaltet; der so geführte Dialog kommt ohne die in Autobiographien nicht seltene Gespreiztheit aus. Die Einführung der dritten Person Erik allein signalisiert die Fähigkeit zu Relativierung, Distanzierung, auch Selbstironie. Das transgenerationale Gespräch mit der Nichte macht Freude beim Lesen und Abwägen der unterschiedlichen Aspekte und Argumente. Es ist durchweg unterhaltsam und oft argumentativ stark, zum Beispiel wenn Erik der Nichte gegenüber die Deutungslust in der Therapie als Imponier-Moment des Therapeuten erklärt. Die Nichte Anne ihrerseits erscheint durchaus nicht als ahnungslos-dumpfe Anfängerin, sondern als eine Art Alter Ego, die berechtigte Gegenüberlegungen einbringt. Man könnte es als Ausdruck alter Lateiner Weisheit ›Ein wahrer Freund ist gleichsam ein zweites Selbst‹ verstehen. In jedem Fall repräsentiert Anne eine kluge und sicher empathische Therapeutin. Der Leser/die Leserin wird in den Dialog hineingezogen; so schaut man dem Autor quasi beim Schreiben, sprich: Nachdenken als einem kreativen Prozess zu.

An späterer Stelle seines Buches reflektiert Rudolf mit spürbarer Begeisterung auch die Aussagen und die Psychologie von Schriftstellern wie Philosophen, beschreibt viele Beispiele von Aristoteles bis Tolstoi und gibt reichlich Anregungen nachzulesen. Mit seiner Philosophie-Freude eröffnet er einen Horizont gedanklicher Weite und kreativer Lebensgestaltung. Aber er macht philosophisch-psychotherapeutisch auch klar: Der Mensch ist nicht nur das handelnde, sondern auch das erleidende Wesen und das menschliche Leben findet sich zwischen schicksalhaftem Erleiden und verantwortetem Handeln. Mit Bezug auf Karl Jaspers formuliert Rudolf: »Wer die Freiheit des Handelns beansprucht, muss auch die Möglichkeit des Irrtums und des Scheiterns akzeptieren.« Er findet eine schöne Parallelisierung des Schreibens zum therapeutischen Prozess: »Auch Patienten sind in gewisser Weise Autoren, die in der Therapie ihren Lebensroman erzählen und die Therapeuten können sich fragen, was den Patienten bewogen hat, seine Geschichte genau so und nicht anders darzustellen und was noch alles dahinterliegt. Der erzählte Lebensroman des Patienten ist eine gewissermaßen offiziöse Version der eigentlichen verborgenen, zunächst meist verschwiegenen, vielleicht auch weitgehend verdrängten Geschichte, die den Patienten krank werden ließ oder sich in Lebenskatastrophen entladen hat.«

Der biographisch-dialogische Erzählmodus wirkt authentisch; er unterstreicht zugleich die Glaubwürdigkeit der strenger wissenschaftlichen Teile des Buches. Es überrascht nicht, dass für Gerd Rudolf Zuhören, klarifizierendes Nachfragen und das Eintreten in eine therapeutische Beziehung zusammengehören mit dem Versuch, den Patienten auf mehreren Ebenen/Achsen zu verstehen und all dies zudem wissenschaftlich zu erforschen und zu ordnen. Das resultierende wissenschaftliche Diagnose- und Therapieverständnis fand Ausdruck in der Operationalisierten Psychodynamische Diagnostik (OPD), die über 25 Jahre hinweg von Rudolf in großer Arbeitsgruppe erfolgreich und maßgeblich mitentwickelt wurde. Die OPD gehört heute zum Ausbildungsstandard für PsychotherapeutInnen und auch für die Psychiatrie-FachärztInnen.

In der eigenen jahrzehntelangen Behandlung psychiatrischer, auch neurologischer Patienten und Patientinnen, die oftmals langzeitig, ja lebenslang erforderlich ist, ist mir der mehrdimensionale Diagnostikansatz, wie er sich in der OPD findet, sehr wichtig geworden. Die somatische oder auch psychiatrische Diagnose ist für Patientinnen immer nur die eine Seite der Medaille, der Umgang mit ihr im sozialen Umfeld und in Beziehung zu anderen Menschen und sowie die Nutzung der Ressourcen die andere Seite, wenn Genesung (recovery) gelingen soll. Als Psychiater/Psychotherapeut mit psychoanalytischer Ausbildung (Psychoanalytiker) und einem sozialpsychiatrischen Praxisschwerpunkt (u.a. in der Behandlung schizophren oder affektiv erkrankter Menschen) war mir die Weiterentwicklung der psychoanalytischen Sicht hin zu einer strukturbezogenen Psychotherapie in sehr vielen Behandlungen hilfreich. Dies gilt auch für die weitere Konzeptualisierung einer Psychotherapie bei psychotischen Erkrankungen wie auch in der Behandlung von vielen anderen, früher oft als »nicht therapie-geeignet« angesehenen Störungsbilder. Das Rudolf'sche Konzept modifizierter psychodynamischer Therapie bietet eine große Anschlussfähigkeit. Das gilt des Weiteren auch für die in Deutschland zuwanderungsbedingt immer wichtiger werdende Behandlung von Menschen mit Traumafolgestörungen nach Krieg, Folter, Flucht und Migration. In diesem Band formuliert Rudolf hierzu erste Gedanken.

Es spricht für sich, dass Rudolf als einer der profiliertesten Psychoanalytiker der letzten Jahrzehnte gerade Karl Jaspers hohe, gleichwohl reflektierte Wertschätzung zuteilwerden lässt, obgleich dieser Zeit seines Lebens unmissverständlich eine kritische Einstellung zur Psychoanalyse vertreten hat. Jaspers Achsenzeit-Theorem wie seine Korrespondenzen u.a. mit A. Mitscherlich schildert Rudolf interessant. Bekanntermaßen präsentiert die Universität Heidelberg speziell im zurückliegenden Jahrhundert eine bemerkenswerte psychiatrische, psychotherapeutische und philosophische Kompetenzdichte, die u.a. mit Namen wie K. Jaspers, H.-G. Gadamer, A. Mitscherlich, W. Bräutigam, V. von Weizsäcker verbunden ist. Ihren Gedankenspuren und auch denen anderer »Vordenker« gemeinsam mit Gerd Rudolf ein wenig nachzugehen und sich die unterschiedlichen Bilder und Seiten des Menschen vor Augen zu führen, macht einen weiteren besonderen Reiz dieses kleinen, aber inhaltsreichen Buches aus.

Dr. med. Norbert Mönter,
Arzt für Neurologie und Psychiatrie, Psychotherapie und Psychoanalyse; aktuell leitend im Berliner Gesundheitszentrum für Flüchtlinge (www.gzf-berlin.org)

Vorwort

Dieser relativ kurz gefasste Text befasst sich mit Aspekten des psychotherapeutischen Denkens und Handelns, ein Thema, das mich seit meinen 20er-Jahren bis heute durchgängig beschäftigt. Das diagnostische Handeln und der therapeutische Ansatz waren dabei stets einer – im weiteren Sinne – psychodynamischen Logik verpflichtet. In Erinnerung an die Seminare und Supervisionen, die ich mein Lebtag gerne gegeben habe, wurden in den Text auch Dialoge mit einer (fiktiven) jüngeren Therapeutin einbezogen.

Psychotherapeuten[1] sind entgegen mancher Klischeevorstellung recht individuelle Menschen, die in unterschiedlichen Vorberufen und verschiedenen therapeutischen Ausbildungen sozialisiert sind; es gibt heute zahlreiche junge Psychologinnen, eine begrenzte Zahl psychotherapeutisch tätiger Ärztinnen und Ärzte, psychotherapeutisch interessierter Psychiater, psychosomatisch orientierte Gynäkologinnen und andere mehr. Sie absolvieren ihre Selbsterfahrung bei LehrtherapeutInnen, die unterschiedlichen therapeutischen Gruppierungen angehören, und erfahren eine Ausbildung in einem der anerkannten therapeutischen Verfahren. Mit ihren Patienten gemeinsam erarbeiten sie psychodynamische oder lerntheoretische Erklärungen für die Entwicklung der jeweiligen Persönlichkeit und ihrer Symptombildungen. Das Verständnis des psychotherapeutischen Geschehens stützt sich auf unterschiedliche psychodynamische oder behaviorale Konzepte, die das Krankheitsge-

1 In die Schreibweise sind immer alle Geschlechter inkludiert, Einheitlichkeit war nicht das Ziel.

schehen im Kontext einer therapeutischen Beziehung interpretieren und Möglichkeiten der Neuorientierung anbieten.

Warum aber sollte sich jemand nach langer Berufstätigkeit und vielen Veröffentlichungen nochmals aufmachen, dieses psychotherapeutische Thema zu diskutieren? Foucault (1996) sagt dazu: »Ich schreibe, um mich selbst zu verändern und nicht mehr dasselbe zu denken wie zuvor.« Gibt es aber in einer medienzentrierten Welt überhaupt noch Menschen, die sich die Mühe machen, Fachbücher zu lesen? Daher der Kompromiss-Vorschlag: ein recht kurz gefasstes Buch, anhand dessen wir gemeinsam diskussionswürdige Punkte des psychotherapeutischen Denkens und Wissens reflektieren können.

Darüber hinaus ist es mir dieses Mal ein Anliegen, die Beschreibung psychotherapeutischen Denkens und Handelns mit den Aussagen philosophischer Autoren zu verknüpfen, die in besonderer Weise geeignet sind, ein Licht auf die Conditio humana, das Wesen des Menschlichen, zu werfen und damit das psychotherapeutische Denken und Handeln nochmals tiefergehend begründen können. Meine besondere Wertschätzung gilt dabei der Persönlichkeit und dem Werk des Psychiaters und Philosophen Karl Jaspers, aus dessen enorm umfangreichem Werk und aus seiner sehr speziellen Lebensgeschichte ich zu allen Zeiten viel gelernt habe. Es hat mich nie gestört, dass er der Psychotherapie und speziell der Psychoanalyse skeptisch gegenüberstand. Das soll uns heute nicht mehr stören, weil er uns unabhängig davon als Psychotherapeuten, als Bürger unseres Staates und als nachdenkliche Menschen zu allen Zeiten seines Lebens viel zu sagen hatte.

In »Was ist Philosophie?« schreibt Jaspers 1926: »Der Sinn des Philosophierens ist Gegenwärtigkeit. Wir haben nur eine Wirklichkeit, hier und jetzt. Jeder Tag ist kostbar: Ein Augenblick kann alles sein.«

Das könnte auch ein Psychotherapeut gesagt haben, der gemeinsam mit dem Patienten dessen zentrales Problemthema im Hier und Jetzt der therapeutischen Situation reflektiert und daraus Konsequenzen für dessen künftiges Handeln ableitet. Die »Gegenwärtigkeit«, von der Jaspers im philosophischen Sinne spricht, und das »Hier und Jetzt« des therapeutischen Geschehens können eine psychotherapeutische Einsicht, aber auch philosophische Erkenntnis zur Verfügung stellen, die »alles« sein kann, insbesondere Ausgangspunkt einer Neuorientierung im Erleben und im Handeln, etwas, worauf letztlich jede Psychotherapie abzielt.

Bildhaft-anschaulich hat der ungarische Psychoanalytiker Michael Balint (1970) eine solche therapeutische Situation des Neubeginns beschrieben, in der eine körperlich eher gehemmte und unbeholfene Patientin nach langer analytischer Behandlung von der Couch springt, einen gekonnten Purzelbaum auf dem Teppich hinlegt, ihre Therapie hiermit für beendet erklärt und betont, sie könne nun endlich anfangen zu leben. Das sei ihr jetzt möglich, nachdem sie verstanden habe, warum sie bis dahin nicht den Mut hatte, verändernde Entscheidungen zu wagen.

So sagt auch der Philosoph W. Schmid (1996): »Erfahrungen sind es, aus denen das Subjekt immer wieder als ein anderes hervorgeht.« Das ist, im Sinne von Jaspers, eine »Einsicht, die alles sein kann«. An solchen Punkten begegnen sich philosophisches und psychotherapeutisches Nachdenken: Als Konsequenz der Einsicht ist Handeln erforderlich, aber als Voraussetzung des Handelns muss zuvor Einsicht erarbeitet werden. Psychotherapie bietet eine Möglichkeit, beides zu entwickeln, und Philosophie kann dazu beitragen, Einsicht in das eigene Leben zu gewinnen und dafür selbst die Verantwortung zu übernehmen. Damit beschäftigt sich dieses relativ kurze Büchlein.

Gerd Rudolf, im Sommer 2022

Inhalt

Biographisches Vorspiel

Sind die Dinge nicht, wie sie sind, ob man nun über sie nachdenkt oder nicht? Manche Menschen nehmen es, wie es ist, andere müssen hinterherdenken, und manche tun das von klein auf. In seinem Schulzeugnis der ersten Klasse des Gymnasiums heißt es über den zehnjährigen Erik: »Er sieht Probleme, wo andere Sextaner keine sehen; muss mutiger und froher werden!«

Da haben wir den Schlamassel: ein mutloses, unfrohes Kind, das deshalb gelegentlich in seiner Familie »Bedenkenheini« genannt wird, weil er Probleme sieht, an denen man in seinem Alter mutig und froh vorbeisehen sollte. Das heißt freilich nicht, dass es keine Probleme gäbe, aber Kinder sollten nach den Aussagen der damaligen Erwachsenen »das Denken den Pferden überlassen, weil diese die größeren Köpfe haben«.

Immerhin war zeitgleich mit Eriks Geburt der Zweite Weltkrieg ausgebrochen. Das bedeutete, dass sein Vater wenige Wochen nach der Geburt dieses seines ersten Kindes zum Militärdienst eingezogen wurde und dort, bis auf einzelne, verwundungsbedingte Heimatsurlaube während der folgenden sieben Jahre für ihn verschwunden blieb. Die noch recht junge Mutter lebte mit dem Neugeborenen in einer ihr bis dahin fremden Stadt, in der der Vater seine erste berufliche Anstellung erhalten hatte bzw. erhalten hätte, wenn er nicht von einem Tag zum andern zur Wehrmacht eingezogen worden wäre. Ihren Mann sah die junge Mutter noch wenige Male durch den Zaun des Militärlagers, später verwundet in einem Militärlazarett und bei wenigen Kurzurlauben. Auf das Getrenntsein von Mann und Eltern reagierte sie depressiv, woraufhin das Baby Ernährungsstörungen entwickelte, die in der Kinderklinik stationär behandelt werden mussten. Die Trennungsempfindlichkeit der Mutter hatte noch weitere Hintergründe. Sie selbst hatte die eigene Mutter im Alter von zwei Jahren bei einer Grippeepidemie verloren, so hing sie sehr an ihrem Vater. Zudem waren bald nach Beginn des Krieges der Mann ihrer Schwester und der Mann ihrer Schwägerin gefallen. Schließlich wurde die eigene Wohnung durch einen Luftangriff völlig zerstört.

Da sich anfangs des Krieges die Front rasch auf ihre Heimatstadt zu bewegte, musste sie verschiedentlich mit dem Kind zu Verwandten nach Süddeutschland flüchten. Ihr zweites Kind, wie so viele Kriegskinder, während eines kurzen Fronturlaubs des Vaters gezeugt, wurde während eines Bombenangriffs im Klinikkeller geboren. Als die Bombardierungen weiter zunahmen, floh sie mit dem fünfjährigen Erik und dessen inzwischen einjährigem Bruder in die Alpenregion, wo die drei zur Untermiete in einem sehr kleinen Zimmer wohnten, so lange, bis die Amerikaner einmarschierten und es ihr schließlich möglich wurde, auf der Ladefläche eines Lastwagens zu den eigenen Eltern zurückzukehren. Dort lebten in einem für vier Personen gebauten Haus zwölf Menschen, acht Erwachsene und vier Kinder. Als der kriegsverletzte Vater ein Jahr nach Kriegsende aus der Gefangenschaft entlassen wurde, waren es 13. All diese Menschen versuchten, sich mit den erlebten Verlusten und der anhaltenden Mangelsituation abzufinden und sich eine lebbare soziale Realität zu schaffen, was mit erheblichen Verleugnungen der problematischen Gegenwart und erst recht der katastrophalen Vergangenheit einherging. Es war Konsens, das Vergangene als definitiv vergangen anzusehen, nicht darüber zu reden, keine Fragen zu stellen und sich zu freuen, wenn es etwas zu essen gab.

Erik hat die ihm gestellte Aufgabe, mutig und froh in die Welt zu schauen und sich keine Gedanken zu machen, offenbar nie so recht bewältigt. Er versuchte sein Leben lang, hinterherzudenken und zu verstehen, was in Menschen vorging, die über sich selbst und ihre Situation nicht sprechen konnten, obwohl ihnen das, was sie bewegte, ins Gesicht geschrieben stand. Aus einer solchen Erfahrung kann man, wenn man schließlich erwachsen geworden ist, einen therapeutischen Beruf machen, der das Ziel hat, zu verstehen, wie Menschen sind und ihnen Mut zu machen, sich auszudrücken, damit sie nicht an dem Ungesagten ersticken.

Ob Erik irgendwann wirklich mutiger und froher wurde, ist schwer einzuschätzen, jedenfalls blieb er dabei, sich Gedanken zu machen, was in der Familie aber niemand bemerkte, aber gelegentlich offenkundig wurde, etwa wenn der Deutschlehrer seine Aufsätze ansprach. Erik bevorzugte freie Themen und schrieb etwa über »Das Rauschen der Zeit« oder »Was ist Verantwortung?«. Bei einer solchen Gelegenheit schaute ihn sein Deutschlehrer, Dr. Singer, ein leiser melancholischer Literat, ernsthaft an und fragte: »Woher hast du das, aus dem Lexikon?« Erik war entrüstet: »Wir haben kein Lexikon, wir sind ausgebombt.« »Soso«, sagte Dr. Singer«, »und was liest Du sonst so?« »Meine Großmutter hat eine sehr alte Bibel«, sagte Erik.« »Und was liest Du in der Bibel?«, fragte Dr. Singer, und Erik hatte schon wieder das Gefühl, sich schämen zu müssen. »Im Alten Testament finde ich das Buch Kohelet ganz gut«, sagte er. »Es fängt pessimistisch an: Windhauch, Windhauch, das ist alles Windhauch. Viel Wissen, viel Ärger.« Aber dann sagt er z. B. auch: »Zwei sind besser als einer, denn wenn einer hinfällt, richtet der andere ihn auf.«

»Jaja«, sagte Dr. Singer und zwirbelte seinen Kinnbart, als er zum Pult zurückging, »manche Autoren des Alten Testaments waren antike Philosophen«. Die Kameraden grinsten. Für Erik gab es seitdem jemanden, der es gut fand, dass sich manche Leute, er z. B., über Dinge Gedanken machte, die seine Altersgenossen nicht interessierten. Zum Glück gab es noch einen Mitschüler, der ihm ähnlich war, wenn auch etwas mutiger und froher. Der schwärmte für Dichtung und Malerei und lernte nebenbei Griechisch. Erik und er beschlossen, später Psychiater zu werden, gemeinsam ein Buch über den Menschen zu schreiben und miteinander die berühmte Züricher Klinik Burghölzli zu leiten. Dazu ist es aber offensichtlich nicht gekommen, der eine leitete später eine psychiatrische, der andere eine psychosomatische Klinik. Mit Mitte 70 schickten sie sie einander unverabredet ein Buch zu. Das des Freundes trägt den Titel »Welch Meisterwerk ist der Mensch«, meines hieß »Wie Menschen sind«. Offenbar bleiben Autoren bei einem Thema, das sich ihnen schon früh in ihrem Leben aufgedrängt hat.

Mir geht es wie Erik. Ich lese gerne Bücher, die ich nur begrenzt verstehe, aber ich genieße sie wie einen guten Wein, der erst nach und nach in meinem Inneren eine Wirkung entfaltet, mich animiert, meine Fantasie anregt und mich zum Nachdenken bringt. Ungern lese ich populärwissenschaftliche Bücher. Ich finde ihre Tendenz zur Vereinfachung deprimierend (so simpel soll das alles sein) und kränkend (anders würdest du es nicht verstehen) und unehrlich (da doch jeder weiß, dass die Dinge viel komplizierter sind). Eine besondere Wirkung entfalten manche philosophisch-religionswissenschaftliche Bücher auf mich: Ich glaube ihnen nicht alles und bin doch von der ernsthaften Art ihrer Darstellung berührt. Von mir selbst geschriebene Bücher kann ich hinterher nicht lesen, obwohl ich mich natürlich freue, wenn ich sie bei manchen Leuten im Regal stehen sehe.

1 Entwicklungslinien psychodynamischen Denkens und Handelns

1.1 Psychotherapie: zwischen Medizin, Psychologie und Philosophie

Ein junger Arzt und eine Psychologin, die jeweils beginnen, sich mit Psychotherapie zu beschäftigen, können ihre Aufmerksamkeit auf sehr unterschiedliche Lebensprobleme ihrer Patienten richten. Ein Arzt hat im Vorfeld die anatomischen Gegebenheiten und physiologischen Funktionen bzw. Dysfunktionen des menschlichen Körpers studiert. Die Psychologin hat sich mit Motivationen, Emotionen und Lernvorgängen beschäftigt. Konzepte, die die Entstehung von psychischen Störungen erklären sollen, gibt es zahlreiche. Sie haben alle zu tun mit Defizit- und Belastungserfahrungen, vor allem in kindlichen Entwicklungsphasen des Lebens, in denen die Persönlichkeit noch sehr beeinflussbar ist.

So stehen die jungen TherapeutInnen vor der Aufgabe, eine wissenschaftlich fundierte Vorstellung davon zu entwickeln, »wie Menschen sind« (Rudolf 2015) – ferner ein Verständnis dessen, was Menschen krank machen kann, und vor allem davon, wie Patienten mit therapeutischer Unterstützung ihr Gleichgewicht wiederfinden, Fehlentwicklungen korrigieren und nachreifende Entwicklungen vollziehen können.

Das alles sind eigentlich keine medizinischen Themen und sie gehen auch über das Psychologische hinaus. Wie Fahrenberg (2011) unter Berufung auf W. Wundt ausführt, geht jede psychologische Auffassung von bestimmten philosophischen Vorannahmen aus. Sein Fazit: Die empirische Psychologie steht unter philosophischen Vorentscheidungen. Als das erste Lehrbuch der empirischen Psychologie, in dem Themen der Persönlichkeits-, Sozial- und Kulturpsychologie, Psychopathologie und Grundlagenwissenschaften behandelt werden, sieht er Kants »Philosophische Anthropologie«. Sein Fazit: »Durch eine Trennung von Psychologie und Philosophie würde die Psychologie zu einem Handwerk.« Ein großer Anspruch an die Psychologie, von den Psycho-Fächern in der Medizin ganz zu schweigen.

Was tun die ärztlichen Psychotherapeuten, die weder Philosophen noch Psychologen sind? Sie absolvieren in ihrer psychotherapeutischen Weiterbildung eine Selbsterfahrung, die im Kern eine philosophische Zielsetzung beinhaltet: »Werde Dir Deiner Persönlichkeitsentwicklung bewusst, erkenne Dich selbst, konfrontiere Dich mit Deinen prägenden Erfahrungen, übernimm Verantwortung für Deine Entwicklung und Dein Handeln.«

Als Arzt muss er freilich vorab die anatomischen Gegebenheiten und physiologischen Funktionen der Körperorgane studieren, als Psychologe die normalen psychischen Funktionsabläufe, ehe er sich mit psychischen Normabweichungen beschäftigen kann, die schwer zu interpretieren sind. Hier herrscht ein unübersehbarer Pluralismus von Theorien und Methoden, eine einheitliche Grundlagentheorie gibt es nicht, die wichtigen Positionen sind schwer zu integrieren.

Das Philosophikum für Mediziner wurde vor langer Zeit abgeschafft und durch das Physikum ersetzt. So fehlen den Ärzten heute jegliche anthropologischen Grundkenntnisse. Die in den 70er-Jahren in das Medizinstudium eingeführte Medizinische Psychologie vermag nur schwerlich ein solches Fundament des Menschenverständnisses nachzuliefern. Am ehesten untersucht die Psychosomatik das Zusammenspiel des Körperlichen und Seelischen. So sagt etwa der Heidelberger Philosoph Gadamer (1993, S. 126):

> Leib ist jedenfalls Leben, ist das Lebendige; Seele ist das Belebende und so ist beides schon so ineinander gespiegelt, dass jeder Versuch der Objektivierung des einen ohne den anderen oder des anderen ohne den einen irgendwo in die Lächerlichkeit führt.

Wenn eine psychotherapeutisch interessierte junge Ärztin oder Psychologin beginnt, sich mit Psychotherapie zu beschäftigen, steht sie, vielleicht ohne sich dessen bewusst zu sein, auch vor dem Anspruch, ein Menschenbild zu entwickeln, eine »pragmatische Anthropologie«, wie Kant es genannt hat. Foucault (2004) hat immer wieder betont, dass dieser von einem Erfahrenen begleitete Entwicklungsprozess bereits in der Antike eine große Rolle gespielt hat. Auch heute muss der oder die Lernende einen solchen Prozess durchlaufen. Einen ersten Eindruck bekommt sie oder er aus den in Supervisionen diskutierten eigenen Behandlungen, aber vor allem auch aus dem Bild der eigenen Person, das sie oder er mit Hilfe ihrer Lehrtherapeutin in der eigenen Selbsterfahrung gewinnt. Von dieser Erfahrung merkt man meist erst sehr viel später, dass man sie gemacht hat. Es handelt sich dabei um einen heiklen Vorgang, störbar auf beiden Seiten. Er stellt hohe didaktische und ethische Ansprüche an die Ausbilder, zumal wenn die beiden Beteiligten über lange Zeit in der gleichen Institution tätig und miteinander verbunden oder gar verstrickt bleiben.

1.2 PsychotherapeutIn werden

Inzwischen ist viel Zeit ins Land gegangen. Erik hatte seine grüblerische Nachdenklichkeit beruflich in den Dienst seiner Patienten gestellt, die er in psychiatrischen und psychotherapeutischen Einrichtungen zu versorgen hatte. Da ihn die eigenen Ausbildungsbedingungen nicht wirklich überzeugt hatten – obwohl er einzelne Ausbilder geradezu kindlich verehrte –, war es kein Wunder, dass ihm fortan die Ausbildung der jungen Kolleginnen und Kollegen besonders am Herzen lag. Als seine Nichte Anne ihm eröffnete, sie werde gegen seinen Rat doch nicht Medizin, sondern Psychologie studieren, hatte er einige Zeit gebraucht, bis es über sich brachte, sie darin vorbehaltlos zu unterstützen. Von da an jedoch versuchte er, ihr sein therapeutisches Wissen zur Verfügung zu stellen. Didaktik wurde seine Leidenschaft, und je älter er wurde, desto bereitwilliger ließ er sich von Instituten, Kurkliniken, Universitätsabteilungen einladen, um Vorlesungen über psychotherapeutische Themen, praxisnahe Seminare und Falldiskussionen anzubieten. Dabei entfernte er sich allmählich, aber doch spürbar von der strengen konzeptuellen Orientierung der psychoanalytischen Gruppierungen, die sich nach seinem Eindruck darauf versteiften, die Traditionen der Gründerväter und -mütter zu pflegen, anstatt sich mit den Problemen der Gegenwart zu beschäftigen. Der Leitsatz eines älteren Kollegen lautete: »Wir haben doch das, was Freud uns gegeben hat, mehr brauchen wir nicht.« Erik war zwar der Meinung, Freud verdiene die größte Anerkennung für das, worauf er uns aufmerksam gemacht hat. Da wir aber seit langem nicht mehr in seiner Epoche und in seiner sozialen Realität lebten, seien wir heute gezwungen, selbst ein aktuelles Verständnis des Menschen, seiner psychischen Probleme und deren Bearbeitung zu entwickeln. Auch damit beschäftigt sich dieses Buch.

Mittlerweile hat die Verhaltenstherapie viele Probleme der Patienten in ihrem Sinne interpretiert und pragmatisch behandelbar gemacht, was ihr einen großen Zulauf von Therapeuten bescherte. Auch die psychodynamischen Therapeuten konnten mit ihren modernisierten Ansätzen (die Erik nach Kräften zu fördern versuchte) einen respektablen Anteil an der therapeutischen Versorgung sicherstellen. Die im eigentlichen Sinne psychoanalytischen Therapien hingegen wurden zunehmend marginalisiert. Otto Kernberg, einer der international angesehensten Psychoanalytiker, schrieb bereits 2012 einen fast sarkastischen Artikel, in dem er die selbstbezogene Arbeitsweise psychoanalytischer Institute als »potentiell suizidal« kennzeichnete und dringend empfahl, sich nach außen zu öffnen und das eigene Arbeiten einer kritisch wissenschaftlichen Evaluierung zu unterziehen. Es hat nicht den Anschein, dass diese Mahnung von vielen gehört und befolgt wurde.

So stehen wir heute vor der Situation, dass hierzulande die Karten in dem psychotherapeutischen Bereich des Öfteren neu gemischt und neue Mitspieler zugelassen wurden, wohingegen nach der Infragestellung des Gutachterverfahrens das Thema der Qualitätssicherung weiterhin offengeblieben ist. Erik erinnert sich, dass er zusammen mit weiteren Kollegen im Jahr 2005, als das Sozialgesetzbuch 5 strenge Qualitätssicherung für Psychotherapie ankündigte, ein Institut gründete, das den niedergelassenen Therapeuten die Möglichkeit anbot, die Qualität ihrer Behandlungsverläufe evaluieren zu können. Die psychotherapeutische Fachgesellschaft empfahl den Therapeuten, diese Möglichkeit zu nutzen, was eingangs auch viele taten. Doch dann stellte sich heraus, dass von politischer Seite darauf verzichtet wurde, eine solche Qualitätssicherung wirklich einzufordern, worauf denn auch die Therapeuten auf diesen Aufwand verzichteten. Heute, 15 Jahre später, zerbricht man sich erneut den Kopf darüber, was psychotherapeutische Qualität ist und wie sie in Psychotherapien gesichert werden könnte. Eine überzeugende Lösung für diese Aufgabe ist noch nicht in Sicht.

»Ich muss gestehen«, schreibt Anne, die inzwischen den Status einer Behandlerin erreicht hat, an ihren Onkel Erik, »dass ich oft nicht recht weiß, worüber ich mit meinen Patienten sprechen soll. Genauer gesagt, was ich zuerst ansprechen sollte. Am liebsten würde ich kluge Deutungen von mir geben, so wie es mein Lehrtherapeut gelegentlich getan hat. Aber das hast du mir ja bereits als Ausdruck meines Verlangens interpretiert, die Patientin beeindrucken zu wollen, anstatt ihr wirklich behilflich zu sein. Manchmal würde ich meinen belasteten Patienten auch gerne eine Wohlfühl- und Entspannungsübung anbieten, um den Druck von ihnen zu nehmen. Aber auch das hast du mir mit deinem Hinweis verdorben, ich wolle Mutter Theresa spielen anstatt als Therapeutin zu arbeiten.« Erik denkt: ›Ich muss ihr gelegentlich nochmals grundsätzlicher erklären, was eine Patientin, ein Patient ist, auch wenn Anne Belehrungen gar nicht mag.‹

1.3 Lebensgeschichte und Identität

Patienten, die sich in Psychotherapie begeben, tun das meistens, weil ihr subjektives Erleben durch quälende Beschwerden (Ängste, depressive Verstimmungen, Beziehungsschwierigkeiten, Essstörungen, sexuelle Probleme, Körpersymptome, Suchtzüge und anderes mehr) derart belastet ist, dass sie ihre Lebensqualität und ihre Leistungsfähigkeit zunehmend als eingeschränkt erleben und sie sich zuletzt in einer Sackgasse ihres Lebens festgefahren fühlen.

Während Verhaltenstherapeuten sich unmittelbar mit der Überwindung dieser Symptome beschäftigen, bemühen sich psychodynamische Therapien um ein Verständnis und langfristig um eine Veränderung jener Psychodynamik, die hinter der Symptomatik liegt und sie ausgelöst hat: Es sind zwischenmenschliche und innerseelische Konflikte und es sind persönlichkeitsstrukturelle Entwicklungsdefizite, die den Patienten nicht bewusst vor Augen stehen, die aber von einem in der Wahrnehmung solcher Phänomene geschulten psychotherapeutischen Beobachter durchaus gesehen und beschrieben werden können. Dass der Zugang zu etwas sehr Persönlichem zunächst über einen anderen Menschen erfolgen muss (der dem Patienten gleichsam einen Spiegel vorhält), ist nicht verwunderlich.

Dieser Vorgang greift eine bereits in der kindlichen, speziell der frühkindlichen Lebenszeit erfolgte Entwicklung auf, in der das kleine Kind durch seine wichtigen Beziehungspersonen »gespiegelt« werden muss. Damit ein Erleben von »ich« entstehen kann, muss es ein aufmerksames, wohlwollend zugewandtes Gegenüber geben, das das Kind in seinem Tun und Sein erlebt, versteht und beides in wohlwollend bestätigende Emotionen einbettet. Um sich selbst wahrzunehmen und verstehen zu lernen, sind Kinder auf eine solche Spiegelung durch andere angewiesen, ehe sie fähig werden, sich selbst zu reflektieren und zu verstehen. Auch Psychotherapie ist in besonderer Weise eine solche Situation der Spiegelung und der unterstützenden Selbstreflexion. Immer wieder stellt sich die therapeutische Aufgabe, Patienten auf diese Weise behutsam an ihre zentral wichtigen Themen heranzuführen.

Die zentrale Frage jeder Patientin lautet letztlich: »Wer bin ich eigentlich?« – eine Frage nach der Identität. Dahinter steht die Frage: »Wie bin ich so geworden?« – die Frage nach der Geschichte und Sinnstruktur des eigenen Lebens. Sie weist über das Individuum hinaus, es geht dabei um die eigene Familiengeschichte, und diese wiederum ist eingebettet in die soziale und politische Geschichte der jeweiligen Gesellschaft in ihrer Epoche.

Diese erwähnten Ebenen verweisen auf die Wechselbeziehungen zwischen dem Individuellen und dem Sozialen und Familiären sowie den gesellschaftlichen historischen Umständen eines Lebens. Damit ist der Entwicklungsraum der Patientin umrissen, der therapeutisch erkundet, bewusst gemacht und akzeptiert werden muss, ehe eine Neuorientierung im gegenwärtigen Leben und eine Ausrichtung auf die Zukunft möglich wird.

So gilt es, den Zusammenhang von Geschichte und Identität zu verstehen, beide sind wie Henne und Ei: Die Identität wächst im Rahmen der familiären und sozialen Geschichte und so erfährt die persönliche Identität eine soziale und geschichtliche Prägung. Beide Aspekte, das subjektive Innen und auch das historisch geprägte soziale Außen, sind eng miteinander verwoben.

Ein Patient, der beginnt, über seine Geschichte nachzudenken, stößt auf das, was die Geschichte aus ihm gemacht hat. Möglicherweise sieht er sich belastet durch lebensgeschichtliche Ereignisse: der Verlust von wichtigen Menschen, unglückliche Beziehungen, Benachteiligungen, beruflicher Misserfolg, gescheiterte Partnerschaften – eine Opfer-Geschichte, durchaus begründet, aber oft auch subjektiv-einseitig gesehen. Hier gilt es therapeutisch zunächst, die Klage des Patienten entgegenzunehmen und ihre durch zeittypische Einflüsse bedingten Erfahrungen, ihre Verluste, Einschränkungen und Benachteiligungen ins Auge zu fassen.

Im engen Zusammenhang mit diesen biographischen Erfahrungen stehen Facetten der Identität des Patienten: ich als Opfer, mit berechtigten Klagen und mit Erwartungen der Wiedergutmachung, bisher freilich meist vergeblich. Mehr und mehr versteht jemand im Lauf der Therapie, dass das, was er heute ist, seine Geschichte widerspiegelt. Geschichte ist in diesem Zusammenhang nicht nur das von außen betrachtete, objektive Geschehen im Ablauf der Zeit, sondern es ist auch die subjektive Erfahrung, die jemand als »meine Geschichte« verinnerlicht hat. Es ist das Gesamt dessen, was sie oder ihn in ihrer persönlichen Entwicklung geprägt hat, das subjektive Erleben einer objektivierbaren Epoche mit ihren gesellschaftlich-politischen und mit ihren ganz speziellen familiären Gegebenheiten. Das weist darauf hin, dass Identität nicht etwas Statisches, für alle Zeit Festgelegtes sein kann, sondern ein Grundmuster des Menschen, das sich unter den Bedingungen des Lebens und in der Reifung seiner Persönlichkeit allmählich weiterentwickelt, spürbar für ihn selbst und wahrnehmbar für seine Mitmenschen (speziell auch für seine eventuell ihn begleitende Therapeutin).

Es ist speziell das junge Erwachsenenalter eines Menschen, das sie/er als »meine Zeit« erlebt. Das ist die Zeit, in der jemand sich mit der Welt der Erwachsenen auseinanderzusetzen beginnt und versucht, seinen/ihren Platz in der Gesellschaft zu finden. Freilich gibt es große Unterschiede in den Entwicklungsvoraussetzungen. Manche Menschen wachsen in wohlhabenden Familien auf, vielleicht unter dem Druck, eine vorgegebene soziale Rolle auszufüllen und Erwartungen gerecht zu werden, an denen sie auch scheitern können. Andere müssen versuchen, mithilfe ihrer speziellen Begabungen und mit Fleiß oder Ehrgeiz aus einer kleinbürgerlich engen oder ländlichen Lebenswelt herauszufinden und anspruchsvollere Ziele zu verwirklichen. Wieder andere resignieren und arrangieren sich mit eingeschränkten Bedingungen. Andere fliehen aus aussichtslos armen Ländern oder aus Kriegsgebieten unter Einsatz ihres Lebens in das alte Europa, nach USA oder Kanada, wo sie möglicherweise über Generationen hinweg eine randständige Subpopulation mit eigenen Gepflogenheiten, eigener Sprache und Religion bilden. Hier leben sie als Migranten vor dem Hintergrund ihrer bereits mehr oder weniger verlorenen Kultur und Geschichte in einer speziellen Identität, was sie zwar untereinander stützt, aber auch von den Alteingesessenen abgrenzt und sie lange Zeit, vielleicht für immer, fremd bleiben und sich nach einem Leben in der für sie richtigen Welt sehnen lässt.

Erik schreibt an Anne: »Mich beschäftigt, passend zu unserem Thema der Geschichte und Identität, eine eindrucksvolle Erfahrung. Nach dem Tod eines befreundeten älteren Kollegen sollte dessen Haushalt aufgelöst und insbesondere seine fachliche Bibliothek veräußert werden. Das Ergebnis dieser Bemühung war für mich als Liebhaber von Büchern erschütternd. Kein Mensch interessierte sich für eine Sammlung von psychiatrischen, psychotherapeutischen, psychologischen, soziologischen Schriften aus der Zeit zwischen 1950 und 2000. Die Angehörigen entschlossen sich, eine begrenzte Anzahl von ca. 80 Büchern, etwa zwischen 1940 und 2000 erschienen, aufzuheben und alles Übrige in den Papiercontainer zu werfen. Da ich noch nie ein Buch in den Müll geworfen hatte, wurde das für mich zu einer geradezu schmerzlichen Erfahrung. Zumindest fühlte ich mich verpflichtet, einen orientierenden Blick in die erhalten gebliebenen Bücher zu werfen und zu sehen, was sie zu ihrer Zeit zu vermitteln versucht hatten. Wenn Du möchtest, berichte ich Dir von diesen Eindrücken.«

1.4 Psychotherapeutisches Denken in den Vorgenerationen

Ein erster Versuch der Orientierung zeigte, dass etwa die Hälfte der Bücher in Schweizer Verlagen, die andere Hälfte in deutschen Verlagen erschienen war. Die Titel der in der Schweiz erschienen Bücher verwiesen zum größten Teil auf klinisch-therapeutische und psychoanalytische Themen, wie sie heute noch gebräuchlich sind, so z. B. Adler (1952): »Zur Analytischen Psychotherapie«, Aeppeli (1943): »Der Traum und seine Bedeutung«, Benedetti (1964): »Klinische Psychotherapie«, Boss (1954): »Der Traum und seine Auslegung«, Brun (1954): »Allgemeine Neurosenlehre«, Federn (1956): »Ich-Psychologie und die Psychosen«, Heiss (1956): »Allgemeine Tiefenpsychologie, Theorie und Praxis«, Nunberg (1959): »Allgemeine Neurosenlehre«, Phillips (1962): »Psychoanalyse und Symbolik«, Stern (1958): »Die Psychotherapie in der Gegenwart«. Das ist ein Typus von Schriften, den es seit der Vorkriegszeit gab und den es grundsätzlich heute noch gibt. Hier geht es zumeist um ein psychoanalytisches Krankheitsverständnis und daraus abgeleitete Therapieansätze.

Die zweite Gruppe von Büchern, die in der genannten Epoche nicht in schweizerischen, sondern in deutschen Verlagen gedruckt wurden, unterscheidet sich deutlich von den in der Schweiz erschienenen. Hier sieht sich die Leserin/der Leser vor die schwierige Aufgabe gestellt, sich in sehr individuelle Denkwelten und Sprechweisen der einzelnen Autoren einzufühlen: Bollnow (1956): »Das Wesen der Stimmungen«, Buytendijk (1956): »Allgemeine Theorie der menschlichen Haltung und Bewegung«, Davis (1960): »Der junge Mensch und das Geschlecht«, Delius (1966): »Psychovegetative Syndrome«, v. Gebsattel (1954): »Prolegomena einer Medizinischen Anthropologie«, Grünewald (1962): »Die personale Projektion«, Lersch

(1964): »Der Mensch als soziales Wesen«, Schottlaender (1961): »Die Mutter als Schicksal«, Vetter (1950): »Die Erlebnisbedeutung der Phantasie«, von Weizsäcker (1956): »Pathosophie«.

Das letztgenannte Werk von Weizsäckers, um ein Beispiel zu nennen, diskutiert auf ca. 500 Seiten Themen wie Physiologie, Biographik, Kunst, Sinn, Tod, Realität, Bewusstsein, Sexualität, Krankheit, Streit, Macht, Recht, Müssen, Wollen, Sollen, Können – und viele andere mehr, um nur einige Stichworte zu nennen. Seiferts »Seele und Bewusstsein« (1962) befasst sich mit Sein und Werden, Chaos und Form, Bewusst und Unbewusst, Individuum, Person, Selbst, Wirklichkeit des Seelischen etc. Man registriert das Bemühen, Konzepte der Geisteswissenschaft mit solchen der Naturwissenschaft in immer neuen Begriffsbildungen zu verknüpfen – was aber, von heute aus rückblickend betrachtet, in dieser Form weder in der Psychotherapie noch in der Psychologie Eingang gefunden oder nachhaltig gewirkt hat.

Die in diesen Texten entwickelten therapeutischen Zielsetzungen und Vorgehensweisen sind jeweils sehr persönlich ausgestaltet. Sie enthalten, neben vereinzelten psychodynamischen Ansätzen, auch Themen der Hypnose, Entspannung, Pathosophie, Anthropologie, Daseinsanalyse, jungianischen Symbolik und indischen Weisheitslehren. Die Leser sehen sich immer wieder vor die Aufgabe gestellt, sich in die sehr individuellen Denkwelten der unterschiedlichen Autoren und ihrer Philosophien einzulesen. Der später wegen seiner politischen Verbundenheit mit dem Nationalsozialismus kritisierte Philosoph Martin Heidegger wird zu jener Zeit noch als »Begründer der führenden philosophischen Richtung der Gegenwart« wertgeschätzt; so dankt ihm etwa M. Boss noch 1954 in einem Vorwort: »Martin Heidegger, dem unermüdlichen Lehrer und gütigen Freund (...), für seinen Versuch eines daseinsgemäßen Verstehens menschlichen Krankseins«.

Schließlich fand sich unter diesen Schriften auch ein Tagungsband der Lindauer Psychotherapiewoche aus dem Jahr 1954 (Speer 1954). Angenommen, die Referenten – bis auf eine Ausnahme ausschließlich Männer – waren zu jenem Zeitpunkt zwischen 40 und 60 Jahre alt, dann haben sie ihre psychotherapeutische Ausbildung und Erfahrungen vor Beginn des Zweiten Weltkriegs, d.h. sofern sie in Deutschland lebten, in der NS-Zeit erlangt.

Ein Drittel dieser Referate befasst sich mit Entwicklungen in der ärztlichen Psychotherapie, ein weiteres Drittel mit Kindertherapie, Erziehungsberatung und Entwicklungsthemen. Darüber hinaus werden mögliche »Therapieschäden« diskutiert. Freud wird wiederholt genannt und auch gewürdigt, aber bezüglich der Generalisierung analytische Prinzipien auch kritisch kommentiert.

Th. Winkler diskutierte, um ein Beispiel zu nennen, »Psychotherapeutische Zielsetzungen« am Beispiel von Freud, Jung, Frankl, aber auch unter Einbeziehung vieler philosophischer Autoren. Konkretes therapeutisches Handeln oder gar Behandlungsergebnisse werden nicht beschrieben. So wird generell weniger eine psychologische oder gar psychodynamische Ausrichtung erkennbar als vielmehr eine sehr allgemein gehaltene, meist anthropologisch getönte Sichtweise.

Dass Psychotherapie einmal den Anspruch erheben und auch einlösen würde, als eine wissenschaftlich fundierte, effektive Praxis zu gelten, deren Kosten sogar von der Krankenkasse übernommen werden, war zu jener Zeit noch nicht zu erkennen. Auch die Voraussetzungen dafür – die Wissenschaftlichkeit des therapeutischen Ansatzes und ihre überprüfbare Effizienz – war in den Vorträgen jener Tagung noch kein Thema.

Freilich waren diese andernorts bereits in Arbeit, da z.B. A. Dührssen bereits 1962 ihre »Katamnestischen Untersuchungen bei 1004 Patienten nach analytischer Psychotherapie« vorlegen konnte, die zusammen mit anderen Studien die Voraussetzung für die Übernahme der Psychotherapie als Leistung der Krankenkassen (1967) förderten. In den Vorträgen des erwähnten Kongresses 1954 wird jedoch generell weniger eine psychologische oder gar psychodynamische Ausrichtung erkennbar als vielmehr ein allgemeines Nachdenken über den Menschen.

Was aus heutiger Sicht besonders auffällt: Die Autoren der 50er- und 60er-Jahre philosophieren unverdrossen über das Sein des Menschen, ohne auch nur eine Andeutung zu der unmittelbar zurückliegenden Katastrophe der deutschen Geschichte in der Nazi-Zeit und im Zweiten Weltkrieg zu machen. Das erinnert an den Geschichtsunterricht, den man in den 50er-Jahren im Gymnasium erleben konnte: Er begann bei den frühen mittelmeerischen Kulturen und endete mit Bismarcks Reichsgründung. Die Nazi-Zeit und der Zweite Weltkrieg wurden mit keinem Wort erwähnt, obwohl die Lehrer fast alle daran teilgenommen und ihn – zum Teil sichtbar beschädigt – überlebt hatten.

Annes Begeisterung über diesen hisrorischen Rückblick hält sich in Grenzen: »Für mich liegt das alles sehr weit zurück. Du konntest Dich schon immer für Gedrucktes aus der Vergangenheit begeistern; mir fiele es schwer, 500 Seiten aus einer vergangenen Denkwelt lesen zu müssen.« Versöhnlicher fährt sie fort: »Vielleicht ist es für Dich erschreckend, damit konfrontiert zu werden, dass immense geistige Anstrengungen, nachträglich betrachtet, wenig bewirkt haben, vielleicht sogar als Sackgassen der wissenschaftlichen Entwicklung erscheinen – was natürlich für Dich nicht zutrifft.« Erik muss schlucken, aber es kommt noch besser: »Falls Du möchtest, beantworte ich Dir eine nicht gestellte Frage, die nach meiner Vermutung lautet, ob Deinen eigenen Konzepten in 25 Jahren ein ähnliches Schicksal beschieden sein wird. Meine Vermutung ist: Du bist Teil eines Ganzen,

das sich kontinuierlich entwickelt hat und sich weiterentwickeln wird, auch wenn vielleicht Dein Name dabei nicht mehr genannt wird.«
Erik denkt: ›Wenn ich zwei Generationen jünger und nicht mit ihr verwandt wäre, hätte ich sie gern als Therapeutin gehabt, sie wäre in der Lage gewesen, mir meine Vorsichtigkeit und noch einiges andere auszutreiben, aber als Nichte ist sie eine Herausforderung. – Trotzdem will ich noch einmal versuchen, ob ich sie mit dem Lindau-Thema für die geschichtliche Sicht gewinnen kann.‹

1.5 Die Entwicklung psychotherapeutischer Identität im Spiegel der Lindauer Psychotherapiewochen

Veranstaltungen wie die Lindauer Psychotherapiewochen machen zeittypische Angebote, und die daran interessierten Therapeuten nehmen Aspekte davon in ihre Identität hinein. Dazu gehört die geteilte Überzeugung bezüglich theoretischer Konzepte, behandlungstechnischer Vorgehensweisen und therapeutischer Wertvorstellungen. Letztere sind unübersehbar verknüpft mit zeittypischen gesellschaftlichen und wissenschaftlichen Grundüberzeugungen, die sich langsam, aber beständig im Kontext des Zeitgeists verändern.

Teilnehmer von Veranstaltungen dieser Art haben dort Gelegenheit, ihre Fragen und Erfahrungen zur Diskussion zu stellen: »Wie verstehen und bewältigen andere schwierige therapeutischen Situationen; gibt es hier kompetente TherapeutInnen, die mir komplexe psychodynamische Zusammenhänge erklären und Techniken zeigen können, die ich übernehmen kann?«

Diese Art der Begegnung und Information, der Identifizierung oder auch Abgrenzung im Blick auf die eigene therapeutische Identität ist bis heute sehr beliebt und offenbar auch effektiv. Therapeutische Überzeugungen sind im Blick auf das eigene Handeln und die Gruppenzugehörigkeit stets wertbesetzt und stabilisierend. Die Einsamkeit der oft schwierigen therapeutischen Arbeit wird durch die Erfahrung aufgewogen, Mitglied einer theoretisch gut fundierten und therapeutisch effektiven, großen Gruppe zu sein, die sich auch gern gesellig zusammenfindet.

2010 habe ich in Lindau einen Vortrag zu dem Thema »Therapeutische Identität: Der Beitrag der Lindauer Psychotherapiewochen« gehalten. Der Vortrag versuchte, anhand von thematischen Schwerpunkten der Programme der Jahre 1950–65, 66–80, 81–90 und 1991–2000 die Entwicklung der psychotherapeutischen Identität in diesen 50 Jahren nachzuzeichnen (Rudolf 2016).

Im Vergleich der vier genannten Zeiträume lassen sich inhaltliche Entwicklungen der Psychotherapie anhand der Themen von Vorträgen und Seminare deutlich machen, für die im Folgenden typische Beispiele aus den Tagungsprogrammen genannt werden:

1950–1965

Themen: Der Mensch zwischen Krankheit und Gesundheit/Der Kranke als Subjekt/Medizinische Anthropologie.

Spezielle klinisch-therapeutische Problemfelder: Die Psyche der Frau; Probleme der Sexualität; Schmerz; Sucht; Kriminalpsychologie.

Therapeutische Seminare: Kurztherapie, Atem- und Bewegungstherapie, Autogenes Training, Hypnose, Sceno-Test, Bindegewebsmassage.

1966–1980

Themen: Spezielle Klinische Bilder und darauf bezogene Therapieziele.

Spezielle klinisch-therapeutische Problemfelder: Suizidalität, Depression, frühe Beziehungsstörungen, Borderline, psychosoziale Probleme.

Therapeutische Seminare: Selbsterfahrungsgruppen, Psychotherapeutische Methoden, Therapieziele, Konzepte der Erfolgskontrolle.

1981–1990

Themen: Ich-Psychologie, Persönlichkeitsstörungen, Narzissmus, Selbst.

Spezielle klinisch therapeutische Themen: Psychotherapeutische Beziehung, Fokaltherapie, Familientherapie, Psychosomatische Grundversorgung.

Zahlreiche Seminare zu allen Themen.

1991–2000

Themen: Neue Lebensformen, Körper, Sexualität, Liebe, Beziehung, Bindung, Zeiterkrankungen, Trauma, Störungsbezogene Spezialisierung

Klinische Problemfelder: Therapeutische Beziehung, Therapeutische Spielregeln, Ressourcen, Narrative, Störungsbezogene Therapieprobleme.

Zahlreiche Seminare zu allen Themen.

Der Vergleich der Zeiträume lässt eine enorme Differenzierung der psychotherapeutischen Professionalität und zunehmenden Verwissenschaftlichung des Gebiets Psychotherapie im Laufe von 50 Jahren erkennen. In dem zweiten Zeitabschnitt werden zunehmend konkrete psychotherapeutische Vorgehensweisen und Zielsetzungen im eigentlichen Sinne zum Thema gemacht. Ab dem dritten Abschnitt erfolgt eine enorm umfangreiche Differenzierung der klinisch-therapeutischen Vorgehensweisen, vor allem aber auch der wissenschaftlich-methodischen Ansätze in der wissenschaftlichen Begleitung und Erfolgskontrolle. Die einzelnen Tagungen haben jetzt jeweils ein Schwerpunktthema, sind aber darüber hinaus bemüht, eine aktuelle fachliche Bestandsaufnehme in ihrer ganzen Breite zu ermöglichen.

Eine 2010 erfolgte Auswertung der seit 1950 jährlich stattfindenden Veranstaltung ließ auch erkennen, dass umwälzende gesellschaftliche Entwicklungen offenbar erst 10–20 Jahre später in den Reflexionen der Therapeuten (oder in den Problemen ihrer PatientInnen) auftauchen, was wahrscheinlich nicht spezifisch ist für Psychotherapeuten, sondern in vielen sozialen Gruppen so geschieht. So wurde z.B. erst in der Veranstaltung 2010 die ein Jahrzehnt zuvor aufgetauchte Thematik des ubiquitären sexuellen Missbrauchs ausführlicher diskutiert.

1.6 Berufspolitische Aspekte der Psychotherapie

Die Lindauer Veranstaltung spiegelt in der großen Ausweitung ihrer Themenvielfalt, Zunahme der Veranstaltungen und Anzahl der Teilnehmerinnen, die sich zuletzt jährlich auf einige Tausend belief, das große Interesse der Therapeutinnen und Therapeuten an behandlungspraktischen Diskussionen und an einer wissenschaftlichen Reflexion ihrer praktisch therapeutischen Tätigkeit.

Auf diesem Gebiet haben sich mittlerweile gravierende Veränderungen ereignet. Sie betreffen in erster Linie die wissenschaftlich-methodische Fundierung des diagnostischen und therapeutischen Handelns und dessen empirische Überprüfung. Darin verlagerte sich der wissenschaftliche Akzent zunehmend weg von einem medizinischen und hin zu einem psychologisch-sozialwissenschaftlichen Bereich. Für einen großen Teil der PsychologInnen ist es heute selbstverständlich, dass sie psychodiagnostisch und psychotherapeutisch arbeiten wollen. Das gilt für die Verhaltenstherapie, aber auch für die psychodynamische Therapie und für weitere inzwischen zugelassene Verfahren.

Historisch hat der psychoanalytisch-psychodynamische Therapieansatz diesbezüglich die längste Geschichte, beginnend am Anfang des 20. Jahrhunderts. In Deutschland wurde die daraus abgeleitete analytische bzw. tiefenpsychologische Psychotherapie 1967 in den Katalog der kostenpflichtigen Leistungen aufgenommen. 1987 wurde auch die Verhaltenstherapie als kostenpflichtige Leistung anerkannt, es folgten 2019 weitere Verfahren. L. Hauten (2021) hat diese therapeutische Entwicklung im historisch-gesellschaftlichen Kontext sehr anschaulich beschrieben.

Diese Entwicklungen hatten zur Voraussetzung, dass die Diagnostik psychischer Störungen und die therapiebedingten Veränderungen in zunehmendem Maße standardisiert und wissenschaftlich geprüft und bestätigt werden konnten. Das ist eine Aufgabe, die überwiegend von PsychologInnen geleistet werden kann und auch geleistet wurde. Es verwundert daher nicht, dass die Praxis und wissenschaftliche Entwicklung der Psychotherapie nach und nach zur selbstverständlichen Aufgabe und Kompetenz der methodisch gut ausgebildeten Psychologen wurde, während in der Medizin zwar weiterhin in gewissem Umfang praktisch psychotherapeutisch gearbeitet, aber weniger entwickelt und geforscht wurde. Wahrscheinlich spielt auch der pekuniäre Aspekt insofern eine Rolle, als PsychotherapeutInnen pro Therapiestunde bezahlt werden und ihr Einkommen dadurch klar begrenzt ist, während organbezogene Fachärzte durch den Einsatz technischer Geräte und Hilfspersonal ein Vielfaches verdienen können. Wen wundert es, dass man heute unter den PsychotherapeutInnen zunehmend viele jüngere Frauen findet, die so viel arbeiten, wie sie Zeit haben, hingegen bei den nichtpsychotherapeutischen Fachärzten überwiegend Männer, die, unterstützt von weiblichem Hilfspersonal, tätig sind.

Vor diesem Hintergrund wird es verständlich, dass psychotherapeutisch ausgerichtete Kliniken bzw. Universitätsabteilungen in der Medizin einen schweren Stand haben. Sie sind für ihre wissenschaftliche Arbeit auf psychologisch-methodische Unterstützung angewiesen und verrichten eine zeitaufwendige praktisch-therapeutische Arbeit am Patienten, etwas, das in anderen medizinischen Fachgebieten von Hilfskräften und Praktikantinnen geleistet wird, während die Fachleute weitgehend wissenschaftlich arbeiten.

1.7 Psychotherapie als wissenschaftlich begründete Praxis

> Ein guter Therapeut hilft dazu, Hilfe wollen zu können.
> Er muss zu lesen wissen, was nicht in den Büchern steht.
> Das Ziel ist nicht die Entblößung, sondern die Unbefangenheit gegen die Blößen – die dann zu Stellen der Berührung werden. (Muschg 1981, S. 64)

Therapeuten gewinnen im Lauf ihrer Ausbildung eine Überzeugung von der Zweckmäßigkeit ihres professionellen Handelns. Dennoch stoßen sie immer wieder auf eine bedeutsame Frage: Wie sicher lässt sich die therapeutische Wirksamkeit ihres verfahrensgebundenen therapeutischen Vorgehens belegen? Jeder einzelne Psychotherapeut gewinnt aus den Mitteilungen und dem Verhalten seiner Patienten einen Eindruck davon, ob und wie weit diese von der Behandlung profitieren, mit der therapeutischen Unterstützung zufrieden sind und Dankbarkeit äußern. Freilich genügt dieser subjektive Eindruck allein nicht, er gilt wissenschaftlich für sich allein nicht als beweiskräftig. Also muss jede therapeutische Gruppierung, die ein spezielles Verfahren anwendet, dazu wissenschaftliche Outcome-Studien durchzuführen.

Der methodische, zeitliche und finanzielle Aufwand dafür ist gigantisch. Die in der therapeutischen Frühzeit übliche globale Einschätzung der Symptomreduzierung und der Behandlungszufriedenheit aufseiten der Patientin und des Therapeuten genügen heute den methodischen Ansprüchen nicht mehr. Eine aussagekräftige Therapiestudie ist ein Vorhaben, das hochqualifiziertes zusätzliches Personal, Standardisierungen des Settings, vergleichende Prä-post-Messungen und Follow-up-Einschätzungen erfordert. Andererseits soll das übliche therapeutische Handeln durch die Studie nicht zu sehr verfremdet werden. Es gilt, für die Studien Therapeuten zu gewinnen, die in der Lage sind, auch unter diesen Bedingungen des wissenschaftlichen Beobachtetwerdens unbefangen zu arbeiten – was für die meisten praktisch Tätigen keineswegs selbstverständlich ist. Ferner ist es ist notwendig, das Einverständnis der Patienten für ihre Mitarbeit zu erlangen.

Die psychotherapeutischen Verfahren, die heute zugelassen sind und finanziert werden, haben diese Überprüfung durch empirische Studien hinter sich und wurden durch den gemeinsamen Bundesausschuss zertifiziert und zugelassen. Solche Studien erfordern:

- die standardisierte Erfassung krankheitswertiger Störungen im Bereich des psychischen Erlebens/des interpersonellen Verhaltens/der Körperlichkeit (dokumentierbar nach ICD)
- ein für das angewendete Verfahren relevantes ätiopathogenetisches Verständnis der Störung, aus dem sich auch die therapeutische Zielrichtung ableitet: Was müsste die Patientin in ihrem psychischen Erleben und sozialen Verhalten verstehen und verändern können, damit die Symptomatik entfällt?
- die Anwendung von verfahrensgebundenem Handlungswissen und Handlungsoptionen (in ihrer Effizienz geprüfte therapeutische Methoden und Techniken), bezogen auf die diagnostizierten Störungen
- den Wirksamkeitsnachweis durch Reduzierung der krankheitswertigen Symptomatik (im Prä-post-Vergleich und Follow-up) und Aspekte der psychosozialen Stabilisierung und persönlichen Weiterentwicklung

Psychotherapeuten sind sich (mehr oder weniger) darüber einig, dass heute vier große Gruppen von theoretisch fundierten und empirisch geprüften Psychotherapieverfahren existieren: Psychodynamische Psychotherapien, Verhaltenstherapie,

Humanistische Psychotherapie und Systemische Psychotherapie. Deren Ideengeschichte, theoretische Fundierung und unterschiedlichen Methoden wurden aktuell in Strauss et al. (2021) von zahlreichen Experten dargestellt. Die folgenden Ausführungen dieses Buches sind fokussiert auf die psychodynamisch begründeten Therapien und dort insbesondere auf die tiefenpsychologisch fundierte Psychotherapie, ihre psychoanalytischen Grundlagen und auf störungsspezifisch strukturbezogene Modifikationen.

Anne schreibt: »Eigentlich warte ich schon eine ganze Weile darauf, dass Du das Thema Therapie ganz konkret aufgreifst. Ich kann mir vorstellen, wie ein Therapeut sich über seine Patienten Gedanken macht, aber ich sehe noch nicht deutlich, wie er therapeutisch vorgeht. Eine chirurgische Behandlung beginnt mit dem ersten Schnitt: Kranke Organe werden freigelegt, Tumore oder Steine werden entfernt, Verschlüsse durchgängig gemacht. Ähnlich aktiv sind Internisten mit hochwirksamen Medikamenten, die in den Stoffwechsel eingreifen, z. B. den zu schnellen Herzschlag verlangsamen – oder die Kardiologen, die mit Sonden durch die Gefäße bis ins Herz vordringen und dort Erregungszentren beseitigen, die den Rhythmus des Herzschlags gestört haben.
Ich habe aber auch gelesen, dass Mediziner, die sich leidenschaftlich für ihre Patienten engagieren, es oft schwer ertragen, selbst krank zu werden und fremde Hilfe in Anspruch zu nehmen; sie sind offenbar problematische Patienten.«
Erik entschuldigt sich bei Anne: »Eigentlich hatte ich Dir jetzt zeigen wollen, wie solide begründet psychotherapeutisches Denken und Handeln ist, aber je weiter ich aushole und den Bogen schlage von den Neurowissenschaften bis zur Philosophie, desto mehr Zweifel kommen mir, wie ich das alles auf einen Nenner bringen kann, ohne meine Leserin, der ich eine

Einführung in psychotherapeutisches Denken versprochen habe, zu vergraulen. Vielleicht versuche ich erst einmal, die Grundsätze des therapeutischen Denkens herauszuarbeiten.«

1.8 Das psychodynamische Konzept von Störung und Behandlung

Das psychodynamische Verständnis der menschlichen Persönlichkeit gründet historisch auf der psychoanalytischen Konzeption menschlicher Entwicklung und Störung, das in seinen Grundannahmen den meisten heutigen Menschen unserer Kultur mehr oder weniger gut bekannt ist (allerdings meist in einer eher simplifizierten Form). Freilich ist dem historischen Kernkonzept Freuds inzwischen eine unübersehbare Fülle von Weiterentwicklungen gefolgt, sodass es schwer bis unmöglich ist, einen Gesamtüberblick zu gewinnen (siehe Young-Bruehl und Dunbar [2009]).

Psychotherapie ist eben nicht vergleichbar mit einem Medikament, das seine z. B. fiebersenkende oder antibiotische Wirkung überall auf der Welt gleich entfalten kann. Psychotherapien, die sich an Menschen aus unterschiedlichen Kulturen wenden, modifizieren zwangsläufig ihre Störungskonzepte und therapeutischen Zielsetzungen – bezogen auf die jeweilige Soziokultur.

Das psychodynamische Störungsmodell, so wie wir es hierzulande verwenden, ist in seinem Kern ein Konzept der frühen Persönlichkeitsentwicklung. Diese ist zwischen der Geburt und etwa dem sechsten Lebensjahr des Kindes geprägt durch eine Abfolge von unterschiedlichen körpernahen vitalen Bedürfnissen und deren mehr oder weniger erfolgten Befriedigung: vom passiv oralen gefüttert- und körperlichen Versorgtwerden bis zur Entwicklung der oralen Aggressivität; über die »anale« Willkür und Handlungsmotorik des *adgredi* (Aggression) bis zur psychosexuell getönten Identität. Diese Themen bilden ein unbewusstes Muster des Erlebens und Verhaltens, in dem, um der Kultur des Zusammenlebens willen, die animalischen Impulse und Bedürfnisse zunehmend kontrolliert werden müssen, die im Konfliktfall auch aus dem bewussten Erleben verdrängt werden. Im Falle, dass bestimmte Bedürfnisse und zugehörige Affekte durch die Struktur der Abwehr dauerhaft aus dem bewussten Erleben ferngehalten werden, entstehen spezifische Abwehrmuster, die als Charaktermerkmale imponieren und die Persönlichkeit einseitig akzentuieren. So entstehen neurotische Akzentuierungen der Persönlichkeit und des Charakters.

Von besonderem Interesse sind die lebensgeschichtlich frühen Abschnitte der Kommunikation, die nicht vorwiegend über die Inhalte der Sprache, sondern über die wechselseitige emotionale Beeinflussung und Einfühlung laufen. Das bedeutet, dass der eine vorwiegend auf die Emotionen des anderen reagiert. Vor allem ist es Sache der Erwachsenen, auf die nichtsprachlichen Äußerungen des Kindes zu reagieren, indem sie den von dem Kind gezeigten Affekt angemessen beantworten und das Kind dadurch beruhigen. Untersuchungen an »Schreikindern« zeigten, dass genau das den erwachsenen Betreuungspersonen nicht gelang, sie gerieten in hilflose Erregung, die sie mitunter zur Misshandlung der Kinder veranlasste.

Die Befunde zur frühen nonverbalen Beziehung werden von der psychodynamischen Behandlungstheorie sehr ernstgenommen. Das therapeutische Gespräch wird nicht in erster Linie als ein sprachlich intellektueller Austausch über psychologische Themen verstanden, sondern als Eintauchen in und Sich-Identifizieren mit der Innenwelt eines anderen Menschen.

Das psychodynamische Therapiekonzept propagiert für die Beziehung zwischen Patient und Therapeut eine Ausgangssituation, die offen ist und nicht durch Aktivitäten des Therapeuten in bestimmte Richtungen gelenkt wird. In diese offene Situation hinein soll der Patient sich mit seinen Gedanken, Empfindungen und Erinnerungen entfalten können, ohne dabei in bestimmte Richtungen gelenkt zu werden. Auf diesem Wege soll dem Patienten nach und nach eine Selbstexploration möglich werden, durch die er ein erweitertes Selbstverständnis erlangt. Insbesondere soll er, mit therapeutischer Unterstützung, seine eigenen Bedürfnisse, Gefühle und abwehrenden Verhaltensweisen kennenlernen und sie allmählich im Kontext seiner Erfahrungen und biographischen Lebensbedingungen verstehen. Dass er z.B. in eine Familie hineingeboren wurde, die durch unerledigte Trauer um ein verstorbenes Geschwister belastet war und die ihm die unlösbare Aufgabe zugeschrieben hatte, die Eltern zu trösten und ihnen eine Freude zu sein – was ihm aber etwa aufgrund einer angeborenen Überempfindlichkeit der Haut nicht möglich war; er entwickelte sich zu einem anstrengenden »Schreikind« und somit zu einem weiteren unverstandenen Sorgenfall der Familie.

Erik schreibt an Anne: »Bei dem Versuch, einen Überblick über die psychodynamischen Konzepte und die daraus abgeleiteten therapeutischen Vorgehensweisen zu geben, tue ich mich schwer. Es wäre nicht fair, eine Berufsanfängerin derart mit Material zu überhäufen und zugleich zu behaupten, das sei alles recht einfach, weil ja biographische Genese, Befunde der Diagnostik, psychodynamische Hypothesen der Persönlichkeit und Störung – so wie auch das geplante therapeutische Vorgehen – logisch alle auf einer Linie liegen. So sagen ja auch die Einheimischen in der Regel zu einem Fremden, der nach dem Weg fragt: ›Sie können es eigentlich gar nicht verfehlen.‹ Vielleicht kann Dir die OPD, die ich später diskutieren werde, einen Wegweiser zur Verfügung stellen, der Dich diagnostisch an jenen Punkt bringt, von dem ausgehend die Therapie beginnt. Zunächst will ich noch einen Moment bei der geschichtlichen Entwicklung der Therapie bleiben.«

1.9 Die Vielfalt psychotherapeutischer Ansätze

Das psychodynamische Verständnis des Menschen und die psychodynamische Bearbeitung konfliktneurotischer Störungen hat eine lange Geschichte, die mit Freud beginnt. Sie gründet auf seiner psychoanalytischen Konzeption von Persönlichkeit und Krankheit. Diese ist mittlerweile so weit verbreitet, dass den meisten Menschen wenigstens die Grundannahmen vertraut sind. Andererseits ist dem ursprünglichen historischen Kernkonzept eine unübersehbare Fülle von theoretischen und therapeutischen Weiterentwicklungen gefolgt, sodass es schwer ist, einen Gesamtüberblick zu gewinnen. So werden z. B. in einer tabellarischen Übersicht über die psychoanalytischen Entwicklungen zwischen 1900 und 2000 (Young-Bruehl & Dunbar 2009) ungefähr 500 Namen von PsychoanalytikerInnen, ihre Zugehörigkeit zu nationalen Gruppen, Vereinigungen, Schulen sowie ihre wichtigsten Konzeptentwicklungen genannt. Wahrscheinlich kennt niemand all diese Namen oder hat das meiste gelesen. Umgekehrt werden viele Therapeuten, die hierzulande als bekannt und bedeutsam gelten, in dieser amerikanischen Übersicht nicht erwähnt. Mit anderen Worten: 130 Jahre einer wissenschaftlichen Entwicklung beinhalten eine immense Fülle von Erfahrungen, Konzepten, Modifikationen, Auseinandersetzungen, gesellschaftlicher Akzeptanz und von zunehmendem und auch wieder nachlassendem Interesse.

Jeder Psychotherapeut hat in seiner Ausbildungsgeschichte vielleicht ein Dutzend psychotherapeutischer LehrerInnen persönlich kennengelernt und einen gewissen Überblick über historische Entwicklungslinien gewonnen. Darüber hinaus hat sie oder er eine Reihe von Autoren gelesen, mit deren theoretischem Verständnis und persönlichem Stil des therapeutischen Handelns er sich besonders identifizieren konnte. Ansonsten wird jeder Therapeut seine Behandlungen und jede Dozentin ihre Lehrveranstaltungen persönlich so gestalten, dass sie hoffen, alles getan zu haben, um das komplexe Gebiet wissenschaftlich-theoretisch und empirisch-klinisch auf einen guten Stand zu bringen.

Dabei kann freilich niemand übersehen, dass Kolleginnen und Kollegen aus anderen Instituten, benachbarten Kliniken oder anderen Fachgesellschaften womöglich ganz andere Konzepte in den Vordergrund stellen, die Anwendung anderer Behandlungstechniken empfehlen und evtl. auch ein anderes Wissenschaftsverständnis zugrundelegen. Das ist wahrscheinlich in anderen Gebieten ähnlich, aber es bleibt doch ein Rest von Unbehagen angesichts der Tatsache, dass die Konzepte des Therapeutischen nur schwer versachlicht, operationalisiert und nach wissenschaftlichen Regeln verglichen werden können.

Offenbar ist es gar nicht ausschließlich das wissenschaftlich geprüfte Konzept, das therapeutisch wirkt, sondern die mit einem Konzept identifizierte Therapeutenpersönlichkeit und deren individueller Stil, mit dem er einen in Not geratenen Menschen mithilfe bewährter Konzepte, Techniken und vor allem persönlicher Haltungen ausreichend lange begleitet und sie oder ihn dann zu einem günstigen Zeitpunkt wieder in die Selbstständigkeit und Eigenverantwortung entlässt. Offen bleibt zunächst die Frage der notwendigen Dauer einer solchen Behandlung, zumal die eigene stilbildende Selbsterfahrung je nach Therapeutenfamilie zwischen einigen Dutzend und vielen hundert Sitzungen variieren kann. Der Durchschnittswert in der psychodynamischen Therapie liegt wohl aktuell zwischen 50 und 100 Sitzungen (das Thema der psychoanalytischen Langzeittherapie lassen wir hier beiseite). Diese erstrecken sich über einen Zeitraum von etwa einem bis zweieinhalb Jahre. Eine solche Zeitspanne ist nach therapeutischer Erfahrung durchschnittlich erforderlich, um eine innere Neuorientierung zu erarbeiten.

1.10 Psychodynamische Psychotherapie: eine Entwicklung

Das große Interesse an der psychoanalytischen Theorie und Therapie in der ersten Hälfte des 20. Jahrhunderts hatte verschiedene Folgen. Neben seiner weltweiten Verbreitung wurde das ursprüngliche Freud'sche Konzept von zahlreichen originellen Therapeutenpersönlichkeiten in unterschiedlichen Ländern so modifiziert, dass zahlreiche »Schulen« entstanden: C. G. Jung und die Jungianer, Melanie Klein und die Kleinianer und so weiter mit Adler, Lacan, Schultz-Hencke, Kohut, um nur einige Namen zu nennen. Solche stark personenbezogenen Entwicklungen sind in der Wissenschaft eigentlich eher selten, weil in der Regel Sach- oder Theorie-Themen in den Vordergrund gestellt werden, und nicht die Identifikation mit einer Leitfigur. Vielleicht kommt darin auch eine Einstellung zum Ausdruck, die in der totalitären Zeit zwischen den Weltkriegen besonders ausgeprägt war, aber aktuell kaum noch vorstellbar ist. Das heutige Verständnis von Gesellschaft und Wissenschaft legt stattdessen Aspekte von Kooperation und Wettbewerb nahe; zudem werden Einfluss und Macht weitgehend auch finanziell reguliert.

So verwundert es nicht, dass in der heutigen Zeit hierzulande die »Kostenträger«, d.h. die Krankenkassen und Rentenversicherungen, wesentlich mit entscheiden, welche therapeutische Gruppierung welche Bedeutung erlangt. Das setzt voraus, dass die zuständigen Prüfgremien durch wissenschaftliche Befunde von der Wirksamkeit des jeweiligen Verfahrens überzeugt werden konnten. L. Hauten (2021) hat dieses Thema der gesellschaftlichen Akzeptanz und damit verbundenen Kostenübernahme für psychotherapeutische Leistungen von den Anfängen bis heute untersucht, anschaulich beschrieben und dabei zugleich den gesellschaftlichen und wissenschaftlichen Hintergrund der Entwicklung deutlich gemacht. Die Studie von Lieberz, Adamek und Krumm (2021) beleuchtet speziell das System der Richtlinienpsychotherapie empirisch aus verschiedenen Perspektiven.

Als die Krankenkassen in Deutschland erstmals die Kosten für bestimmte psychotherapeutische Leistungen übernahmen, verständigte man sich auf zwei therapeutische Verfahren, die psychoanalytische Psychotherapie im Umfang von 160 bis maximal 300 Sitzungen und eine daraus abgeleitete psychodynamische Modifikation im Umfang von 50–100 Sitzungen. Hauten schildert das Ringen um die Namensgebung für den zweiten Typus, der schließlich kompromisshaft als »Tiefenpsychologisch fundierte Psychotherapie« bezeichnet wurde und für weniger schwere Störungen gedacht war, die wahrscheinlich auch von weniger qualifizierten Therapeuten mit bescheidenen therapeutischen Zielsetzungen behandelt werden sollten – was sich aber im Laufe der Jahre grundlegend geändert hat, sodass heute die tiefenpsychologische Therapie den weitaus größten Anteil der psychodynamischen Behandlungen bildet.

1972 veröffentlichte A. Dührssen ein Lehrbuch der analytischen Psychotherapie, in dem bereits ein größerer Abschnitt auf die neue tiefenpsychologische Psychotherapie bezogen war, für die die Autorin den Terminus »Dynamische Psychotherapie« vorschlug (der sich in der berufspolitischen Diskussion aber nicht durchsetzte). Dührssen beschreibt damals auf immerhin 108 Seiten die therapeutischen Vorgehensweisen, spezifischen Interventionen, die Verlaufsgestaltung, prognostisch bedeutsamen Gesichtspunkte und zu erwartenden Behandlungsergebnisse dieser neuen Therapieform. 1988 griff sie das Thema nochmals auf und legte nun einen ausführlichen »Leitfaden für den tiefenpsychologisch orientierten Umgang mit Patienten« vor, der den Titel »Dynamische Psychotherapie« trug. Zuvor hatte sie 1981 das für beide Verfahren relevante diagnostische Vorgehen unter dem Titel »Die biographische Anamnese unter tiefenpsychologischem Aspekt« veröffentlicht.

Als langjähriger Mitarbeiter des von A. Dührssen geleiteten Instituts für psychogene Erkrankungen der AOK Berlin konnte ich (seit 1970) ein anschauliches Bild davon gewinnen, wie dort unter ihrer Leitung gearbeitet wurde. Das von der Krankenkasse finanzierte poliklinische Institut hatte ca. zehn festangestellte und eine größere Anzahl freier Mitarbeiter, die zum Teil eine analytische Ausbildung abgeschlossen hatten, zum Teil sich in Ausbildung befanden. 1982 wurden z. B. 615 Patientinnen und Patienten ambulant untersucht und bei gegebener Indikation im Institut behandelt oder in psychotherapeutische Praxen vermittelt. Über die durchführten Untersuchungen bzw. Behandlungen wurden ausführliche Protokolle erstellt. Die mit Diagnostik und Therapie beschäftigten Mitarbeiter trafen sich in wöchentlichen Sitzungen, in denen aktuelle Themen der psychotherapeutischen Literatur oder laufenden Behandlungen (unter Einbeziehung von Tonbandaufzeichnungen oder zuweilen auch von anwesenden Patienten) diskutiert wurden. In diesen Sitzungen wurde auch die Indikation zu analytischen oder tiefenpsychologischen Behandlungen (im Einzel- oder Gruppensetting) erörtert. Aus der Versicherungssituation der PatientInnen resultiert bereits, dass es sich nicht um Angehörige privilegierter Schichten, sondern überwiegend um Menschen aus einfachen Lebensbedingungen handelte. Die Lebensprobleme eines hier behandelten AOK-versicherten Busfahrers oder einer Verkäuferin sind in der Regel andere als die einer privat versicherten Ärztin, die eine analytische Praxis aufsucht. Die Diskussion der auf Tonband bzw. Video aufgezeichneten Diagnostik- und Therapiegespräche (von erfahrenen TherapeutInnen oder von Anfängern) beförderte bei den Lernenden nicht nur das psychodynamische Verständnis der Patienten, sondern auch die konkrete Vorstellung des Was, Wann und Wie von therapeutischen Interventionen.

Anne schreibt an Erik: »An dieser Geschichte gefällt mir, dass es eine Frau war, die wissenschaftliche und therapeutische Entwicklungen vorangebracht hat, das war in jener patriarchalischen Zeit sicher nicht selbstverständlich. Freilich weiß man aber auch, dass Männer zu jener Zeit häufig durch zurückliegende Mitarbeit in Nazi-Organisationen belastet waren.«
Erik antwortet: »Das ist richtig. Ich habe in den 60er-Jahren in der Klinik noch ältere Kollegen kennengelernt, die unüberhörbar durch ihre Erfahrungen in der Kriegszeit geprägt waren. So sagte einer bei der psychiatrischen Visite zu einem bettlägerigen depressiven jungen Patienten: ›Junger Mann, als ich so alt war wie Sie, da sind wir schon in Polen eingeritten.‹ Es dauerte noch eine Weile bis zu den Post-68er-Jahren, ehe wir als die Jüngeren es wagten, angesichts solcher Äußerungen nicht nur die Augen zu rollen, sondern uns auch kritisch zu äußern.

Freilich waren wir Jüngeren einige Zeit später selbst bereits Gegenstand studentischer Kritik, die es für inhuman erklärte, Patienten im Psychotherapie-Praktikum über ihre Beschwerden und Lebensprobleme sprechen zu lassen und die deshalb die Patienten aufforderten, mit ihnen den Raum zu verlassen. Sie sollten statt Psychotherapie zu machen lieber gemeinsam Marx lesen und dadurch lernen, was sie zu einem falschen Bewusstsein geführt habe.

Weitere zehn Jahre später war auch das kein Thema mehr und stattdessen stand Psychotherapie hoch im Kurs bei Ärzten, noch mehr aber in der Psychologie, die sich zunehmend als die eigentliche psychotherapeutische Disziplin verstand und dabei ihren Akzent auf die verhaltenstherapeutische Methodik setzte.«

2 Das diagnostische System OPD und seine therapeutischen Konsequenzen

2.1 OPD: die Konfliktdynamik

Im Jahr 1992, zehn Jahre nach der im vorigen Kapitel erwähnten Untersuchung, initiierte eine Gruppe von Hochschullehrern der Psychotherapie und Psychosomatischen Medizin zusammen mit ihren Mitarbeitern (ca. 40 Personen) ein Projekt, das zum Ziel hatte, ein Dokumentationssystem zu entwerfen, das geeignet ist, die Unschärfe psychotherapeutischer Beschreibungen dadurch zu überwinden, dass die wichtigsten Konzepte operational definiert und wissenschaftlich untersucht werden können. Bezogen auf beobachtungsnahe psychodynamische Konstrukte wurden fünf diagnostische »Achsen« definiert: Krankheitserleben; Beziehung; Konflikt; Struktur und Diagnose. Zu diesen Themen wurden Arbeitsgruppen gebildet, deren Ziel es war, beobachtbare und überprüfbare Beschreibungen psychodynamischer Vorgänge auf den fünf genannten Achsen herauszuarbeiten und dazu Manuale zu entwerfen. Das erste erschien 1996 und hieß »Operationalisierte psychodynamische Diagnostik. Grundlagen und Manual« (AG OPD).

Eine wichtige Arbeitsgrundlage bildeten anfangs Videoaufzeichnungen von Patienten-Interviews. Anhand solcher Videos wurden in den einzelnen selbstständig arbeitenden Achsen-Gruppen Listen von beobachtungsnahen psychodynamischen Konzepten und ihren Definitionen entwickelt.

Das klingt sehr nüchtern und trocken, hatte aber auch etwas Spielerisches und damit eine geradezu begeisternde Wirkung auf die Beteiligten. Im Unterschied zu manchen Projekten, an denen das Interesse bald auch wieder erlischt, hat sich die Arbeitsgruppe OPD über nunmehr 30 Jahre sehr lebendig weiterentwickelt. Es entstanden zahlreiche Publikationen, anfangs Erfahrungsberichte, später umfassende Darstellungen, die den Charakter von Handbüchern haben und angesichts eines sehr breiten Interesses in viele, auch für uns sehr ferne Sprachen übersetzt wurden, z. B. asiatische und osteuropäische.

In dem psychodynamischen Krankheitsverständnis stand bekanntlich lange Zeit das Thema der unbewussten konflikthaften Vorgänge im Vordergrund. Gemeint sind einander widerstrebende Bedürfnisregungen, die Menschen aus ihrem bewussten Erleben ausblenden: »Ich möchte in einer sicheren Bindung leben und möchte frei und unabhängig leben.« Das klingt fast harmlos, aber innere Konflikte, die inhaltlich nicht deutlich wahrgenommen, sondern als diffuse Spannungszustände erlebt werden, sind quälend für das subjektive Erleben der Patienten und beeinträchtigend für ihr Lebensgefühl und speziell für ihre Beziehungsgestaltung.

EIN KONFLIKT-BEISPIEL

Eine in einer schwierigen Beziehung zu ihrer alleinerziehenden Mutter aufgewachsene Patientin bindet sich an einen bedürftigen Mann, der in einer partiell überwundenen Drogenproblematik immer wieder rückfällig zu werden droht. Das Paar schwankt ständig zwischen den Optionen, endlich zu heiraten oder sich endgültig zu trennen und einen anspruchsvollen

Berufsweg einzuschlagen (die Frau) bzw. sich endgültig der Drogenabhängigkeit zu überlassen oder für alle Zeiten abstinent zu werden (der Mann). Das Destruktive eines solchen unbewussten Konflikts liegt darin, dass es den Betroffenen nicht möglich ist, ihr Problem bewusst ins Auge zu fassen und eine Entscheidung herbeizuführen. Die erwähnte Patientin möchte gern frei, selbstständig und erfolgreich leben (was sie aber aus inneren Gründen nicht darf), und sie möchte endlich bei einem verlässlichen Partner Geborgenheit finden (was es nach ihrer Lebenserfahrung aber nicht geben kann).

Bewusste Konflikte sind im menschlichen Leben ubiquitär und unvermeidlich, Menschen leiden darunter, aber sie können auch Lösungen finden und Entscheidungen treffen. Krank machend sind die nicht bewussten, innerlich lange Zeit mitgetragenen Konfliktthemen, für die es keine Lösungen geben kann, solange sie unbewusst bleiben. Psychodynamische Psychotherapie verfolgt das Ziel, solche unbewussten Konflikte dem bewussten Erleben zugänglich zu machen und für sie bewusst verantwortete Entscheidungen zu finden.

Die OPD-Achse Konflikt befasste sich mit Themen wie: Welche Konflikte gibt es, wie verlässlich kann man sie diagnostizieren, auf welche Weise werden sie aus dem bewussten Erleben abgewehrt? Welche Rolle spielen dabei Aspekte des Charakters, der Persönlichkeitsstruktur, speziell der Abwehr, und wie können diese diagnostisch erfasst werden? Als die wichtigsten psychodynamischen, klinisch bedeutsamen Konfliktthemen beschreibt die OPD folgende Konstellationen:

- Der Individuations-Abhängigkeitskonflikt (K1) ist auf der Symptomebene gekennzeichnet durch existenzielle Angst. Seine Konfliktspannung besteht zwischen dem Bedürfnis nach großer Nähe einerseits und emotionaler Unabhängigkeit andererseits.

- Der Unterwerfungs-Unabhängigkeitskonflikt (K2) ist von Ärger- und Schamaffekten geprägt. Die einander konflikthaft gegenüberstehenden Bedürfnisse sind die nach gehorsamer Unterordnung versus ärgerlicher Auflehnung.
- In dem Versorgungs-Autarkiekonflikt (K3) kollidieren Geborgenheitswünsche mit dem Bedürfnis nach Selbstbestimmung, begleitet von Affekten von Trauer und Enttäuschung.
- Der Selbstwertkonflikt (K4) resultiert aus dem Nebeneinander von idealisierenden und entwertenden Selbstzuschreibungen, begleitet von Affekten der Scham und der narzisstischen Wut.
- Der Schuldkonflikt (K5) entspringt aus der Bereitschaft, Verantwortung und Schuld zu übernehmen bzw. diese zugleich entschieden und vorwurfsvoll zurückzuweisen.
- Der ödipale Konflikt (K6) gründet in der Zwiespältigkeit gegenüber der eigenen psychosexuellen Identität, die forciert herausgehoben bzw. abgewehrt und verschleiert wird.
- Der Identitätskonflikt (K7) zeigt als Ausdruck widersprüchlicher innerer Bewertung Aspekte der Überbetonung der eigenen Identität einerseits und andererseits des weitgehenden Verzichts darauf.

Allen Konfliktthemen gemeinsam ist die Tatsache, dass sie für Außenstehende deutlich erlebbar sind und Beziehungen konflikthaft gestalten, während die Betroffenen selbst keinen bewussten Zugang zu dieser ihrer inneren Widersprüchlichkeit haben und sich selbst eher als Opfer einer verständnislosen Welt sehen.

2.2 Die Diagnostik der Beziehungsdynamik nach OPD

Ein weiterer diagnostischer Zugang zu der Psychodynamik der Patienten fokussiert auf ihr Beziehungserleben. Hier unterscheidet die OPD zwei klinisch bedeutsame polare Muster. Sie sind vergleichsweise leicht zu erfassen und zugleich von großer Bedeutung für das therapeutische Verständnis der Patienten und ihrem Selbstverständnis.

Patient erlebt sich vs. Patient erlebt andere

Dieses Gegensatzpaar beschreibt das bewusste Erleben des Patienten, so z. B. das eigene wohlwollende Bemühen, während er sich seiner eigenen, z. B. kritisch distanzierenden, aggressiv fordernden Haltung nicht bewusst ist. Auf der Gegenseite des genannten Beispiels stünden die von ihm erlebte lieblose Kritik und das Desinteresse der anderen, wohingegen ihm deren wohlwollendes Engagement nicht zugänglich ist, sodass er letztlich in einer neurotischen Opferposition verharrt.

Ein zweites Beziehungsmuster betrifft die Patient-Therapeut-Beziehung und ermöglicht damit zugleich einen Blick auf die Gegenübertragung der Therapeutin: Sie erlebt den Patienten in seinem stereotypen Verhalten; sie macht sich bewusst, wie sie selbst emotional darauf reagiert. Dadurch kann sie sich bewusst machen, was das unbewusste Verhalten des Patienten in ihr (und vermutlich auch in anderen Menschen) typischerweise an Gegenübertragungsgefühlen und -impulsen auslöst.

Während Menschen in Alltagskontakten meist bemüht sind, diese Empfindungen, vor allem wenn sie negativ getönt sind, unter Kontrolle zu halten und nicht allzu empfindlich zu reagieren, ist es für TherapeutInnen wichtig, gerade diese unterschwelligen Beziehungssignale wahrzunehmen, zu reflektieren, ihre Entstehungsgeschichte zu verstehen und sie in der Therapie dem Patienten bewusst zu machen.

2.3 Die Diagnostik des OPD-Strukturniveaus

Als weiteres diagnostisch und therapeutisch hochrelevantes Thema wird in der OPD das Thema der psychischen Struktur und ihrer Einschränkung beschrieben.

Damit eine umschriebene Konfliktdynamik entstehen (und diagnostisch wahrgenommen werden) kann, bedarf es einer ausreichend gut integrierten Struktur der Persönlichkeit. Bei eingeschränktem Strukturniveau sind Konfliktthemen kaum ausgereift vorhanden, hier wird das klinische Bild stattdessen durch die strukturellen Defizite des Selbst geprägt. Kernberg hat bereits früh auf diese Polarisierung hingewiesen und seinerzeit drei Strukturniveaus des Ich (neurotisch/Borderline/psychotisch) unterschieden (Kernberg 1967).

Die OPD-Arbeitsgruppe Struktur hat unter meiner Leitung 1998 eine Struktur-Checkliste entwickelt, die zwölf Items auf der Ebene des Selbsterlebens und zwölf Items des Beziehungserlebens enthält. Anbei die Stichwortliste der strukturellen Funktionen in der Version von 2020 (Rudolf 2020, S. 54 f):

STRUKTURELLE FUNKTIONEN

Selbstwahrnehmung und Objektwahrnehmung

Selbstreflexion
Affektdifferenzierung
Identität
Selbst-Objekt-Differenzierung
Ganzheitliche Objektwahrnehmung
Realistisches Objekterleben

Selbstregulierung und Regulierung des Objektbezugs

Impulssteuerung
Affekttoleranz
Selbstwertregulierung
Beziehung schützen
Interessenausgleich
Antizipation

Kommunikation nach innen und außen

Affekterleben
Fantasie nutzen
Körperselbst
Emotionaler Kontakt
Affektausdruck
Empathie

Bindung an innere und äußere Objekte

Internalisierung
Introjekte nutzen
Variable Bindungen
Bindungsfähigkeit
Hilfe annehmen
Bindungen lösen

2.4 Die Bedeutung struktureller Störungen für das Erleben der Patienten

Neurotische Beziehungsmuster und unbewusste Konfliktdynamik sind seit langem zentrale Themen psychodynamischer Diagnostik und aufdeckender Psychotherapie. Aufdeckend deshalb, weil diese Themen für die Patientin mit negativen Emotionen wie Angst, Schuld, Beschämung verknüpft sind und daher aus dem bewussten Erleben möglichst ferngehalten werden. Daraus resultiert die therapeutische Aufgabe, dieses Erleben behutsam bewusst zu machen und zur Sprache zu bringen, sodass der Patient nach und nach in die Lage versetzt wird, sich mit seinen Abwehrhaltungen und den dahinterliegenden misslichen Beziehungserfahrungen, d.h. auch mit seinen bis dahin nicht bewussten Konfliktthema, auseinanderzusetzen.

Die Strukturdynamik beinhaltet etwas völlig anderes, sie verweist auf Defizite in der Entwicklungsgeschichte des psychischen Systems. Hier ist nicht eine unbewusste Konfliktspannung verborgen und der Selbstwahrnehmung durch Abwehr entzogen, sondern es handelt sich um eine defizitäre Entwicklung von psychischen Funktionen (vgl. die oben angeführte Liste), die nicht bewusst erlebt, entwickelt, eingeübt und genutzt werden können. Diese Fähigkeiten stehen der Patientin nicht oder nur sehr eingeschränkt zur Verfügung.

Die Patientin kann daher etwas nicht, das andere Menschen bereits früh in ihrem Leben gelernt haben und im zwischenmenschlichen Kontakt unbedingt benötigen. Betrachten wir als Beispiel gleich das erste Item der Struktur-Liste, die Selbstreflexion, d.h. die Fähigkeit, sich gleichermaßen von außen zu betrachten: Was tue ich da, wie wirke ich damit auf andere, können diese mich verstehen, welche Reaktionen löse ich damit aus? Wer über diese selbstreflexive Funktion nicht verfügt, wirkt auf andere befremdlich, es gibt keine zwischenmenschlichen Anknüpfungspunkte, keine emotionale Verbindung. So bleibt bei Kontaktversuchen der Beziehungsfaden dünn, auch der Diagnostiker bzw. Therapeut fühlt sich unbehaglich, angestrengt, es entsteht kein Gefühl von »Wir«. Oft fühlt er sich erleichtert, wenn die anstrengende Stunde zu Ende und der Patient gegangen ist. Er kommt möglicherweise zu dem Schluss, eine Übertragung sei nicht zustande gekommen. Das ist auch zutreffend, aber das Lebensproblem eines strukturell gestörten Patienten liegt nicht darin, dass er diesen emotionalen Kontakt abwehrend vermeidet. Er hat vielmehr diese Fähigkeiten nicht zur Verfügung, er konnte sie unter den Bedingungen seiner frühen Lebensgeschichte nicht entwickeln. Das ist die Kernthematik der strukturellen Störung, die daher therapeutisch anders bearbeitet werden muss als unbewusste Konflikte und ihre Abwehr.

Auch Eriks Nichte ist inzwischen in der therapeutischen Welt angekommen, gelegentlich schickt sie ihre diagnostischen und therapeutischen Berichte an ihren Onkel, der sich nur zu gern von ihr in theoretische und behandlungspraktische Diskussionen hineinziehen lässt. »Ich muss gestehen«, schreibt Anne, »dass ich oft nicht recht weiß, worüber ich mit meinen Patienten zuerst sprechen soll. Am liebsten würde ich kluge Deutungen von mir geben, so wie es mein Lehrtherapeut gelegentlich getan hat. Aber das hast du mir ja bereits als Ausdruck meines Verlangens interpretiert, die Patienten zu beeindrucken, anstatt ihnen wirklich zu helfen. Manchmal würde ich den sehr belasteten Patienten auch gerne eine Entspannungs- oder Wohlfühlübung anbieten, um den Druck von ihnen zu nehmen. Aber auch das hast du mir verdorben mit deinem Hinweis, ich wollte lieber Mutter Theresa spielen, statt therapeutisch zu arbeiten.«
Erik hat von sich das Bild, wohlwollend hilfsbereit zu sein, und wird von den Jüngeren doch gelegentlich als streng erlebt. »Die

Spaßbremse« nennt ihn seine Tochter zuweilen, während er schon gehofft hatte, im Lauf der Jahrzehnte »mutiger und froher« geworden zu sein.

Erik versucht, Verständnis zu zeigen und Anne Mut zu machen. Er schreibt ihr: »Zu einem bis dahin fremden Menschen in Kontakt zu kommen und ihn zu verstehen, ist immer schwierig. Es wird aber dadurch erleichtert, dass der fremde Mensch ein Patient ist, d. h. jemand, der sich in einer Notlage befindet und dringend jemanden sucht, der ihn versteht und ihm hilft, sich selbst zu verstehen. Das wäre also eine Expertin oder ein Experte, der einschätzen kann, was richtig und falsch ist – freilich ein verführerisches Angebot für eine Anfängerin, die noch nicht ahnt, dass sie über kurz oder lang verantwortlich gemacht wird, denn der Patient möchte zunächst einmal nicht als selbstverantwortlich, sondern eher als Opfer seiner Verhältnisse gesehen werden. Erst deutlich später in der Behandlung, wenn diese den Patienten stabilisiert hat, kann er sich die eigene Mitverantwortung an dem Desaster seines Lebens eingestehen. Zu Anfang muss sich die Diagnostikerin also grundsätzlich auf die Seite des Patienten stellen, freilich ohne auf Dauer in dieser Rolle zu verharren.«

Im nächsten Abschnitt werden wir das konkrete diagnostische Vorgehen nochmals Schritt für Schritt durchgehen.

3 Zur Praxis psychodynamischer Diagnostik

3.1 Die diagnostische Begegnung

Vom Erstkontakt mit einer Patientin bis zur effektiven Durchführung einer Psychotherapie lässt sich eine Reihe von Schritten unterscheiden, die von der ersten spontanen Begegnung über die systematische psychodynamische Diagnostik zur Indikationsprüfung und Behandlungsplanung sowie Antragstellung führt. Jeder dieser Schritte stellt die Therapeutin vor spezielle Aufgaben, die im Folgenden beschrieben werden.

TherapeutInnen hören ihren Patienten zu und versuchen, eine Vorstellung zu gewinnen von deren Persönlichkeit, von ihrem subjektiven Befinden und krankheitswertigen Symptomen sowie den krank machenden Bedingungen in der Geschichte ihres Lebens. Die Hoffnung des Patienten ist eine zweifache, zum einen besteht sie darin, dass die Therapeutin sich in die Situation des Patienten einfühlen können und das Berichtete verstehen wird. Die zweite Hoffnung ist, dass die Therapeutin einen gangbaren therapeutischen Ausweg für den Patienten findet, eine Vorstellung, wie er seine Probleme überwinden und sein Gleichgewicht wiederfinden kann.

Das ist der Punkt, an dem Anfängertherapeuten mitunter einen Schreck bekommen angesichts der massiven chronifizierten Lebensschwierigkeiten, der vergeblichen Bemühungen und immer wieder enttäuschten Hoffnungen ihrer Patienten. Das halten junge TherapeutInnen mitunter schlecht aus, Stapel von bereitliegenden Papiertaschentüchern signalisieren das Angebot an die Patientin, sich durch weinen zu erleichtern. Andere Therapeuten bieten ihren Patienten »Übungen« an, mit deren Hilfe sich Patienten situativ stabilisieren können. Beides hilft eher den Therapeuten, sich zu beruhigen, weniger den Patienten, therapeutisch voranzukommen.

Aus psychodynamischer Sicht genügen fürs Erste das ausdrückliche Entgegennehmen des Berichts und der Klage des Patienten sowie die Bereitschaft, beides auch aus dessen Sicht zu betrachten. Damit entstehen zwei unterschiedliche Positionen: die der Patientin als einer leidenden, unter Druck stehenden Person und die der Therapeutin, die von außen wahrnehmend und verstehend auf die Situation schaut. Zunächst geht es darum, das von der Patientin mitgeteilte subjektive Erleben auf dem Hintergrund ihrer Lebenserfahrungen deutlich werden zu lassen. Dabei treten verständlicherweise zunächst negative Erfahrungen bzw. Symptomklagen in den Vordergrund; es geht um körperliche und seelische Beschwerden, um das Erleben von Kranksein und um Erfahrungen des Scheiterns. Vor allem aber geht es aber darum, das Krankwerden des Patienten unter den speziellen Bedingungen seiner Lebens- und Sozialgeschichte verstehen zu lernen. Mit diesen Themen wird der Patient sich im Lauf einer Psychotherapie immer wieder auseinandersetzen müssen.

Lernziel: Sich im Rahmen einer professionell gestalteten Beziehung auf eine zwischenmenschliche Begegnung einlassen; die Klage der Patientin entgegennehmen und sich in ihre Situation einfühlen. Sich der eigenen inneren Antwort (Gegenübertragung) auf das Beziehungsangebot der Patientin bewusst werden. Beides vergleichen: Was beklagt die Patientin – was erscheint der Therapeutin veränderungsbedürftig?

3.2 Das Entgegennehmen der Beschwerden

Der eigene gesunde Körper wird als selbstverständlich genommen; daher sind körperliche Symptome, leibliche Missempfindungen, Funktionsstörungen, Schmerzen meist mit erheblicher Besorgnis verbunden. Sie rechtfertigen es, die Medizin in die Pflicht zu nehmen: Ein Arzt sollte etwas tun, diagnostische Maßnahmen ergreifen, einen Behandlungsplan entwerfen, Medikamente geben, die Krankheitsursache beseitigen. Der Patient selbst tut sich oft schwer, Verantwortung zu übernehmen für seine Körperlichkeit, für seine Ernährung, für Verzicht auf Genussgifte und Suchtmittel, für Gewichtreduzierung, für ein möglichst gesundes Leben.

Dort, wo nicht das körperliche, sondern das psychische Unwohlsein in den Vordergrund der Klage tritt, erlebt die Patientin stärker die eigene Beteiligung: Nicht der Körper, sondern ich selbst als Person fühle mich verunsichert, bedroht, entwertet. Hier geht es um ein bedrohtes oder beschädigtes Selbst, um belastende Beziehungserfahrungen und pathogene Überzeugungen, die sich im Lauf der Lebensgeschichte angesammelt und nun zugespitzt haben. Sie sind beschämend und ängstigend, sie sitzen unbehaglich tief und sind nicht leicht mitzuteilen, sie verweisen auf negative, kränkende, deprimierende Erfahrungen, über die man nicht gern spricht, die der Patient häufig auch aus der Erinnerung gestrichen hat.

Wo es um das Ich-Selbst des Patienten geht, ist zugleich auch das Thema seiner zwischenmenschlichen Beziehungen und emotionalen Bindungen berührt. Es kann sein, dass lebensgeschichtlich frühe defizitäre Beziehungserfahrungen strukturelle Entwicklungsschäden hinterlassen haben. Diese Thematik wird spätestens in der Adoleszenz brisant, wenn die Persönlichkeit nicht mehr vorwiegend von der Familie getragen wird, sondern eigenverantwortlich handeln und entscheiden müsste, was mitunter im interpersonellen Bereich zu schwierigen bis katastrophalen Entwicklungen geführt hat.

Lernziel: Krankheitswertige Störungen von allgemeinem menschlichen Leid und Unglück unterscheiden und diagnostisch zuordnen können. Hier orientiert sich die Therapeutin an gängigen diagnostischen Klassifikationssystemen (z.B. ICD). Nicht jedes Klagen ist ein Hinweis auf eine Depression, die viel zu häufig als zugrundeliegendes Krankheitsbild diagnostiziert wird.

Man kann Berichte der Patientin nicht entgegennehmen, ohne dass eine Beziehung entsteht. In ihrer Gegenübertragung registriert die Untersucherin ihre eigene emotionale Antwort auf die Patientenpersönlichkeit, deren aktuelle Verfassung und deren Geschichte. Die spontane Reaktion der Untersucherin kann von Anteilnahme und Sorge, möglicherweise auch von Unbehagen und Befremden getönt sein. Es ist wichtig für sie, sich dieser Facetten ihrer Gegenübertragung bewusst zu werden. Hier liegt ein wesentlicher Schlüssel zum Verständnis der Patientin und zum Aufbau einer therapeutischen Beziehung – oder auch zu deren Scheitern.

3.3 Die Erkrankungsgeschichte und ihre diagnostische Bewertung

Eine Person leidet, sie klagt mehr oder weniger deutlich über Beschwerden. Im Kontext von Medizin, Psychotherapie oder Psychiatrie betrifft die Klage vorwiegend psychische Beschwerden, sie stehen meist im Kontext interpersoneller oder sozialer Probleme und Krisen. Bei einem kleineren Teil der Patienten spielen körperliche Beschwerden eine bedeutsame Rolle. Mehr oder weniger ausdrücklich sucht die klagende Person Hilfe und Rat. Die Klage verweist auf wiederkehrende Situationen, mit denen die Patientin nicht zurechtkommt, in denen sie von Ängsten, Verstimmungen, körperlichen Beschwerden und Beziehungsproblemen heimgesucht wird und sich selbst nicht helfen kann. Sie sucht – oft nach vielen vergeblichen Vorversuchen – jemanden, der für die Bewältigung solcher Probleme kompetent ist. Und – auch das ist diagnostisch wichtig – sie inszeniert unbewusst Aspekte ihrer Problematik auch in der Beziehung zu der Therapeutin.

Die erste wichtige Aufgabe der Therapeutin in dieser Situation ist es nicht, rasch zu beruhigen, zu raten, zu trösten, zu erklären, sondern die Klage entgegenzunehmen, im eigenen Innern ein Bild der Situation entstehen zu lassen und sich einen Eindruck von dem Erleben der Patientin zu machen und von der Lebenskonstellation, in der es entstanden ist. Hier geht es zunächst um eine bestätigende Resonanz auf einen Menschen, der an etwas leidet, der sich selbst nicht versteht und sich nicht zu helfen vermag oder dem bislang nicht ausreichend geholfen werden konnte. Die Antwort der Untersucherin auf diese Situation muss nicht betont emotional-mitleidvoll gestaltet werden. Wichtig ist, dass sie die Mitteilung der Patientin, ihre Sorge, ihre Klage ernst nimmt und sich um ein Verständnis und eine Einordnung der Situation bemüht.

Dadurch, dass der Patient über sich und seine Situation berichtet, gewinnt die Therapeutin einen Eindruck von seiner Persönlichkeit, seinen Lebensumständen und sozialen Beziehungen. Der Patient zeigt sich, wie er ist bzw. wie er gesehen werden möchte, was ihm widerfahren ist und wie er die aufbrechende Symptomatik erlebt hat. So entsteht ein erstes Bild von seiner Persönlichkeit, von seinem Alltag, von seiner Geschichte und von dem, worunter er aktuell leidet.

Man kann ein solches Narrativ nicht entgegennehmen, ohne dass eine Beziehung entsteht. Hier erlaubt jemand einer fremden Person Einblick in sein Leben, möglicherweise in sein Scheitern, seine Enttäuschungserfahrung. Die professionelle Zurückhaltung des Zuhörenden fördert die Bereitschaft der Patientin, sich zu öffnen und sich mitzuteilen. Wenn das gelingt, erlebt die Untersucherin in sich meist eine große Wachheit und Aufmerksamkeit. Sie wird sich wahrscheinlich auch später noch an viele Details erinnern, insbesondere wenn sie sich erlaubt hat, durch Rückfragen Einzelheiten zu klären und dadurch überraschende Einsichten in das Leben einer bis dahin fremden Person gewonnen hat.

Je weniger es der berichtenden Patientin möglich ist, über ihr Erleben zu sprechen und je schwerer sich die Untersucherin tut, sich dem angedeuteten Thema zu nähern, desto »zäher« wird das Gespräch. Die Untersucherin registriert Müdigkeit und Verwirrung, was möglicherweise auf strukturelle Probleme der Patientin hinweist. Eine strukturell gestörte Patientin ist keine Expertin ihrer selbst, sie erlebt sich selbst nicht emotional, folglich versteht sich selbst nicht und kann ihrem Gegenüber nicht deutlich machen, was mit ihr geschehen ist und woran sie jetzt eigentlich leidet. Hier ist es Sache der Therapeutin, behutsam zu ergänzen, was andere Menschen in einer solchen Situation womöglich erleben, welche Worte sie dafür verwenden würden.

Wenn es der Patientin möglich geworden ist, der bis dahin fremden Therapeutin nach und nach etwas Wichtiges, Ängstigendes, Beschämendes anzuvertrauen – verbunden mit der Frage, was sie nun tun soll, und dem Wunsch nach Unterstützung –, zeigt sich darin eine Beziehungsaufnahme, die direkt oder unausgesprochen in der Frage mündet: »Können Sie mir dabei helfen?«

Die wichtigste Aufgabe der Therapeutin ist es in dieser Situation nicht, rasch zu entlasten, zu beruhigen, zu trösten, Ratschläge zu geben, sondern die Klage entgegenzunehmen, sie zu bestätigen und, falls möglich, in Aussicht zu stellen, dass man sich damit therapeutisch intensiver beschäftigen werde. Immer wieder geht es dabei auch um die Abwägung von Konflikt- und Struktur-Aspekten in der Dynamik des Krankwerdens:

Über Beschwerden klagen zu können und Hilfe zu suchen bzw. in Anspruch zu nehmen ist eine gesunde Fähigkeit. Beim Vorliegen einer konfliktneurotischen Störung ist die Klage störungsspezifisch emotional eingefärbt. Es werden Ängste und Selbstzweifel, Beschämung, Selbstvorwürfe, latente Anklagen und depressive Resignation spürbar. Die Gegenübertragung der Therapeutin tendiert zum Trösten, Beruhigen, Ermutigen, Verständnis zeigen, Hilfe anbieten (was sie sich möglichst bewusst machen, aber nicht allzu ausgeprägt agieren sollte).

Das Gegenübertragungserleben beim Vorliegen einer strukturellen Störung ist davon deutlich verschieden, es können bei der Untersucherin unbehagliche Affekte in den Vordergrund treten: Müdigkeit, Leeregefühl im Kopf, Angestrengt- und Belastetsein durch die Wahrnehmung einer desolaten Lebenssituation des Patienten sowie die Tendenz, sich von alledem abzugrenzen. Das erklärt sich unschwer aus der strukturell eingeschränkten Beziehungskompetenz des Patienten, die ein Verstehen seiner Situation und ein emotionales Anteilnehmen an seinem Erleben sehr erschwert. Das auszuhalten ist eine Vorleistung des Therapeuten im Blick auf die fehlenden emotional-kommunikativen Fähigkeit des Patienten

Lernziel: Das entstehende Bild der aktuellen Lebens- und Beziehungsproblematik im Blick auf konfliktneurotische oder aber auf strukturelle Aspekte der Psychodynamik differenzieren.

3.4 Die Beziehungs- und Sozialgeschichte

Fast alle Erkrankungsgeschichten sind im Kern auch belastete, unglückliche Lebensgeschichten. Daher ist der diagnostische Blick auf die lebensgeschichtliche Entwicklung der Beziehungserfahrungen und Überzeugungen des Patienten von zentraler Bedeutung für das Verständnis der Psychodynamik. In jedem Lebens- und Beziehungsbereich können Zufriedenheit oder Scheitern erlebt worden sein:

- meine Partnerschaft, meine Sexualität, meine Kinder,
- meine Eltern, meine Geschwister, meine Familie,
- meine Freunde und Unterstützer, meine Gegner und Rivalen,
- mein Beruf, meine Erfolge, mein Scheitern, meine finanzielle Situation,
- meine speziellen Interessen, Aufgaben, Fähigkeiten, Zukunftspläne,
- meine ärgsten Enttäuschungen, Kränkungen, Verletzungen.

Im Falle einer vorwiegend konfliktbedingten Störung überwiegen Beziehungsangebote des Patienten, die neurotisch-konflikthafte Muster und Abwehrhaltungen erkennen lassen. Der Therapeutin werden vordergründig hilfreiche Positionen zugeschrieben, aber im Hintergrund werden auch problematische

Beziehungsangebote spürbar, ausgelöst durch Kränkbarkeit, Opferüberzeugungen, histrionisches Agieren, Dominanzansprüche. Die Gegenübertragungsantwort darauf ist dennoch zunächst meistens von wohlwollender Hilfsbereitschaft oder milder Skepsis getragen. Zentrale Konfliktthemen von Patienten betreffen enttäuschende, kränkende Beziehungserfahrungen und Verlusterlebnisse.

Im Unterschied dazu erlebt die Therapeutin im Umgang mit einem strukturell gestörten Patienten eine Form der Nicht-Beziehung, weil strukturelle Störungen per se eine Einschränkung des Selbstverständnisses, der Beziehungsaufnahme und der Kommunikation beinhalten. Die Therapeutin registriert bei der Patientin unter Umständen Aspekte der Verschlossenheit, der Ablehnung, der Verachtung oder Züge der Distanzlosigkeit, Angriffigkeit oder der Sexualisierung. Solche befremdlichen Beziehungsmuster werden als geradezu körperlich anstrengend erlebt und mobilisieren Rückzugstendenzen. Für die Diagnostik einer strukturellen Störung sind das Beziehungserleben und die Wahrnehmung der Gegenübertragung daher besonders wichtig. Was hier spürbar wird, ist vermutlich das, was dem Patienten auch seine alltäglichen Beziehungen belastet oder unmöglich macht, ohne dass er das selbst verstehen und in Worte fassen könnte; er klagt nicht darüber und bittet nicht um Hilfe.

Im Fall einer strukturellen Störung steht somit ein schwieriges Beziehungsangebot im Vordergrund, das zwar sehr problematische Lebenssituationen, aber – im Unterschied zu der konfliktneurotischen Problematik – wenig Klage und kein Hilfesuchen erkennen lässt; der Patient bittet nicht um Unterstützung, Begleitung und therapeutische Hilfe. Es scheint von vornherein Sache des Therapeuten, die bedürftige Seite des Patienten gegen seine selbstschädigende Seite in Schutz zu nehmen.

Lernziel: Ein Verständnis der Erkrankungsgeschichte des Patienten gewinnen, in dem sowohl dessen individuelle psychischen Erfahrungen als auch seine soziologischen Lebensbedingungen berücksichtigt sind. Unterscheiden können, ob eher eine konfliktneurotische oder eine persönlichkeitsstrukturelle Störung vorliegt.

3.5 Biographische Entwicklungsbedingungen

Jeder Mensch hat seine eigenen unverwechselbaren biographischen Entwicklungsbedingungen. Der Patient muss zunächst diagnostisch, später auch therapeutisch darin begleitet werden, diese Entwicklungsbedingungen seines Lebens zu reflektieren und dadurch mit seinen Sozialisationsbedingungen, mit dem Kern seines Wesens, vertraut zu werden.

Auf dieser Ebene, die nicht sofort in allen Einzelheiten »abgefragt« werden kann, sondern sich nach und nach mit Inhalt füllt, geht es um Bereiche wie:

- meine Herkunft, meine Ethnie,
- meine Elternfamilie, meine Kindheit,
- meine Position in der Geschwisterreihe,
- meine Jugend, meine Ausbildung,
- mein Erwachsenenleben, meine Beziehungen,
- meine Fähigkeiten und Grenzen, meine Aufgaben und Verantwortungen,
- meine Leistungen, meine Hoffnungen und Ziele,
- mein Scheitern, meine Enttäuschungen,
- mein Älterwerden, meine Lebensbilanz.

Auf dieser Ebene geht es für den Patienten therapeutisch darum, die soziokulturellen Bedingungen seiner Entwicklung verstehen zu lernen, die Atmosphäre seiner biographischen Situation, die bedeutsamen Beziehungen, seine lebensgeschichtlich prägenden und belastenden Erfahrungen. Hier handelt es auch um die Beziehung zu den inneren Objekten des Patienten. Auf gutem Strukturniveau existieren auch gute, bestätigende, haltgebende innere Objekte. Im Fall struktureller Störung fehlen diese weitgehend. Sie nachreifen zu lassen wäre ein wichtiges Therapieziel.

Manchen Patienten liegt eine solche Sichtweise auf eigene Erfahrungen eher fern, sie betonen, dass bei ihnen »alles normal« verlaufen sei. Andere benötigen einen Vertrauensvorschuss, ehe sie diesen Blick in die eigene problematische, u.U. beschämende Geschichte wagen. Strukturell beeinträchtigte Patienten hingegen sind mitunter imstande, hochgradig auffällige Familienerfahrungen ohne Affekt zu schildern. Das bedeutet aber auch, dass sie deren Bedeutung für ihre heutige Existenz nicht erleben können; hier zeigt sich eine wichtige Aufgabe für eine eventuell zustande kommende Behandlung.

Der Blick auf die soziale Geschichte eines anderen Menschen erfordert viel Taktgefühl, was implizite Belastungen und Beschämungserfahrungen betrifft. Andererseits werden gerade hier jene sozialen Konstellationen erkennbar, die für das Verständnis der Persönlichkeitsentwicklung des Patienten von großer Bedeutung sind. Das gilt speziell auch für Patienten, die in anderen Kulturkreisen aufgewachsen sind und dadurch z.B. andere Vorstellungen, etwa von weiblichem oder männlichem Erleben und Verhalten, verinnerlicht haben.

Lernziel: Der Einblick in die soziale Geschichte eines anderen Menschen erfordert Taktgefühl im Blick auf dessen Belastungs- und Beschämungserfahrungen und Respekt für seine Lebensleistung. Für die Therapeutin ist es besonders wichtig, ihre Gegenübertragungsantwort im Blick zu haben und diese steuern zu können.

3.6 Aspekte des inneren Erlebens

Die Patientin versucht auf Anregung des Therapeuten, Aspekte ihrer inneren Situation zu schildern, sodass er sie als Subjekt erleben und psychodynamisch verstehen kann. Es gilt, an dieser Stelle einen Eindruck ihrer Innenperspektive zu gewinnen, etwa wenn sie »Was für ein Mensch sind Sie eigentlich?« gefragt wird und sie sich zu folgenden Punkten äußert:

- Gefühle, Affekte
- Bedürfnisse, Wünsche, Träume
- Impulse, Begierden
- Kontakte, Beziehungen
- Gedanken, Erfahrungen
- Einstellungen, Überzeugungen
- innere Widersprüche, Konflikte
- typische Verhaltensweisen
- Symptome

Lernziel: Einem konfliktneurotischen Patienten sind manche dieser Aspekte bewusst zugängig, anderes ist unterdrückt und verdrängt. Manche konflikthafte Spannungen kann er reflektieren und er kann selbst verstehen, was ihn innerlich umtreibt. Manches wird beschämt verschwiegen oder ist verdrängt und der Reflexion weniger zugänglich. Im Falle struktureller Störung hingegen sind das Reflektieren, Erleben-Können und Zur-Sprache-Bringen dieser inneren Themen massiv eingeschränkt, der Patient hat wenig Verfügung über selbstreflexive Fähigkeiten. Diese müssten erst therapeutisch entwickelt werden, um verbalisiert werden zu können. Vorläufig ist es die therapeutische Kunst, sich behutsam der Innenperspektive eines Menschen anzunähern und von außen her, durch Fremdschilderung, erklärende Begriffe einzuführen, um die inneren Zustände des Patienten in Worte fassen können.

3.7 Diagnostische Abwägung von Konflikt und Struktur

Psychotherapeutische Diagnostik ist eine Expertise: Patienten klagen über ihr leidvolles subjektives Erleben (ihr typisches Verhalten muss erfragt werden). Es ist die Aufgabe des Diagnostikers, Einschätzungen vorzunehmen (um sich ein Bild zu machen; nicht, um es dem Patienten mitzuteilen).

Dieses Thema ist entscheidend wichtig für die Planung und Durchführung der Psychotherapie. Patienten, die therapeutische Hilfe suchen, stehen in besonderer Weise unter dem Druck, sich mitzuteilen, um Hilfe zu erlangen. Zugleich erleben sie eine kommunikative Barriere, bestehend aus Angst, Scham, Schuldgefühlen, die es ihnen schwer macht, offen über ihre Beschwerden, ihre Bedürfnisse, ihr Scheitern, ihre schmerzlichen Erfahrungen zu berichten: ein Aspekt der Abwehr, wie er bei konfliktneurotischen Störungen besonders deutlich wird.

Noch schwerer tun sich Patienten, die an strukturellen Störungen leiden. Sie haben fast keine Sprache für ihre Affekte, ihre Beziehungen, ihre Situation und ihre Geschichte. Es fällt ihnen schwer, sich in andere einzufühlen und sie zu verstehen, so wie sie sich auch selbst nicht gut verstehen können. Das hat negative Auswirkungen auf ihre zwischenmenschlichen Beziehungen, auch auf die Beziehung zu der Therapeutin, die diese Barriere in ihrer initialen Gegenübertragung als belastend und schwer überwindbar erlebt.

Anne meldet sich besorgt zu Wort: »Wie kann man sich als Diagnostikerin alle diese zahllosen Aspekte vor Augen halten und sie mit der Patientin durchsprechen, ohne etwas Wichtiges zu übersehen? Ich halte das für fast unmöglich. Wenn ich meine eigenen diagnostischen Berichte lese, scheinen sie mir alle ziemlich ähnlich, fast als wäre es immer der gleiche Typus von Patient. Ich zweifle an meinen diagnostisch-psychodynamischen Fähigkeiten!«

Erik verzichtet darauf, sie zu ermutigen und zu bestätigen: »Mach Dir einen Zettel mit den wichtigsten biographischen und aktuellen Lebens-Themen. Auf meinem allerersten Zettel stand ›Liebe, Beruf, Geld‹. Das Thema Liebe steht für alle Arten von zwischenmenschlicher Beziehung von Kindheit an: im Kindergarten, in der Schule, in Freundschaften, in partnerschaftlichen und sexuellen Beziehungen. Das Stichwort Beruf steht für Lebensziele von Schulzeiten angefangen, es geht dabei um Interessen, Ziele, Kompetenzen, Ehrgeiz, Leistungsfähigkeit, Erfolg, Ansehen, Erfahrungen des Scheiterns. Das dritte Thema, der Umgang mit Geld und Besitz, betrifft die Planung und Sicherung in allen Lebensbereichen. Mach Dir möglichst klar, was für Dich selbst wichtige Themen im Leben sind (und welche Du bei anderen immer wieder übersiehst).«

3.8 Fazit der psychodynamischen Diagnostik

Als Ergebnis der diagnostischen Bemühungen sollten der Therapeutin folgende Punkte zumindest in Ansätzen deutlich geworden sein:

- ein aktuelles Bild dieser Patienten-Persönlichkeit
- ihre Prägung durch ihre Lebens- und Sozialgeschichte
- die verinnerlichten biographischen Erfahrungsmuster
- die darin enthaltenen dysfunktionalen Beziehungsmuster
- das aktuelle Krankwerden unter welchen spezifisch belastenden Lebensbedingungen
- das Bild der krankheitswertigen Störung (psychische, körperliche Symptome, interpersonelle Problematik)

Aus dieser diagnostischen Synopsis resultiert ein theoriebasiertes Verständnis der Störung und ihrer eventuellen Behandlungsindikation:

- das klinische Bild und seine vorrangigen Symptome
- die Psychodynamik eventueller unbewusster Konflikte
- die Psychodynamik eventueller struktureller Entwicklungsstörungen
- die Psychodynamik der symptomauslösenden Situation und der speziellen Symptombildung
- die prognostischen Chancen und Schwierigkeiten einer eventuellen psychotherapeutischen Behandlung
- der im Vordergrund stehende Behandlungsfokus (im Bereich dysfunktionaler Beziehungen/unbewusster Konflikte/struktureller Störung)

Wesentliches Ziel der diagnostischen Gespräche ist es,

- strukturelle Entwicklungsstörungen versus konfliktneurotische Störungen unterscheiden zu können,
- die Entstehungsgeschichte (»Genese«) der vorliegenden Stö-

rung aus den familiären, biographisch-sozialen Entwicklungsbedingungen des Patienten ableiten zu können,
- mit der Patientin gemeinsam die fokalen Ziele der geplanten Behandlung zu vereinbaren bezüglich dessen, was an Symptomen überwunden und an psychischen Einstellungen verändert werden sollte,
- therapeutische Interventionen auszuwählen, die geeignet sind, den Patienten in seiner (mehr oder weniger eingeschränkten) inneren Wahrnehmung von Konfliktthemen und Abwehrhaltungen einerseits bzw. in seinen strukturellen Defiziten und Beziehungsproblemen andererseits zu erreichen.

Im Blick auf strukturelle Störungen, deren Verständnis und Behandlung gilt es besonders zu beachten: Strukturell gestörten Patienten ist eine Vielzahl von seelischen Funktionen nur unzureichend oder gar nicht verfügbar:
- Es fehlt ihnen eine Sprache für ihre Erfahrungen im Heute und im biographischen Früher.
- Es fehlt eine Evidenz des Ich-Erlebens. Stattdessen herrschen Sprachlosigkeit und Unverständnis im Blick auf sich selbst und der Beziehung zu anderen.
- »Mein Sein« und »mein Tun« bleiben dem Patienten zum großen Teil fremd, es entsteht kein Bild der eigenen Person und keine Vorstellung von einer eigenen sinnvollen Existenz. Besonders schwierig sind für sie Differenzierungen wie z. B.:
  - das Erleben des eigenen Selbst – das Erleben des anderen
  - die Steuerung des eigenen Selbst – die Gestaltung der Beziehung zu anderen
  - die Binnenkommunikation im eigenen Selbst – die Kommunikation mit anderen Menschen
  - die Erfahrung von Bindung an andere und das Erleben eines Wir-Gefühls

3.9 Das psychodynamische Verständnis: eine kurze Zusammenfassung

Besonders wichtig für das psychodynamische Verständnis einer menschlichen Persönlichkeit und für ihre krankheitswertige Störung sind zum einen die Aspekte von Konflikt und Abwehr und zum anderen jene von Struktur und Identität. Wir werden diese Aspekte nochmals kurz gefasst in ihrem Zusammenhang betrachten.

3.9.1 Konflikt und Abwehr

Der aus dem Lateinischen stammende Begriff Konflikt (von *confluere*: zusammenstoßen, ineinanderfließen) bringt zum Ausdruck, dass Unterschiedliches, Gegensätzliches zusammentrifft. Zwei Autos können zusammenstoßen. Zwei Menschen können aneinandergeraten, indem ihre unterschiedlichen Interessen, Bedürfnisse, Meinungen, Überzeugungen aufeinandertreffen innerhalb derselben Person, die dadurch einen Konflikt »hat«, denn sie gerät in die Logik des »Wie man es macht, ist es falsch«: Etwas Verbotenes zu genießen mobilisiert neben dem Genuss auch Schuldgefühle und Angst vor Strafe; es nicht zu tun vermittelt eine moralische Genugtuung, aber hinterlässt auch unerfüllte Sehnsüchte. Es geht um den Umgang mit Regeln, die in dieser Familie, in dieser Gesellschaft gelten und die im Laufe der kindlichen Entwicklung als bedeutsame Verhaltensnormen internalisiert wurden. So bewegt sich jeder Konflikt zwischen Begehren und Befürchten: Wenn ich mich von dem eigenen Begehren leiten lasse, kann ich mich schuldig machen; wenn ich auf die Erfüllung meiner Wünsche verzichte, bleibe ich unbefriedigt, angespannt. Ein Philosoph könnte dazu sagen: »Damit umzugehen kannst Du lernen.« Ein neurotischer Patient erlebt: »Wie ich es mache, ist es falsch.« Er kann weder verzichten noch genießen.

Häufig liegt dem Konflikt eine körperlich spürbare Bedürfnisspannung zugrunde, die als Begehren, Drang, Sehnsucht erlebt wird, als körpernah erlebte Motivation, etwa einer anderen Person nahe zu sein, sich mit ihr zu verbinden, sei es ideell gemeint – als Übereinstimmung – oder körperlich im Erleben der Nähe und Vertrautheit oder als sexuell erlebtes Verschmelzen. Hier wird die oder der andere zum Objekt idealisierender Zuneigung oder sexuellen Begehrens. Alles dies kann auch tabuisiert sein, als verboten, gefährlich erlebt werden. Es kann Angst auslösen, in der ersehnten Nähe des wichtigen Menschen selbst verloren zu gehen oder aber von der eigenen egoistischen Aggressivität mitgerissen zu werden.

Die Konfliktthemen bilden das kleine Einmaleins des psychodynamischen Verstehens. Therapeuten achten diagnostisch auf die angedeuteten Mitteilungen ihrer Patienten und auf erkennbare Lücken und Auslassungen; sie reflektieren ihre eigene emotionale Resonanz, ihre Gegenübertragung, die sie als persönliche Antwort auf das implizite Beziehungsangebot der Patientin verstehen. Daraus leiten sie den ersten Entwurf ihres psychodynamischen Verstehens ab.

Erhärtet wird dieser vorläufige Entwurf durch das allmählich entstehende Bild der prägenden Erfahrung: Unter welchen biographischen Lebensbedingungen ist die Persönlichkeitsstruktur der Patientin, ihr neurotisches Muster, ihre Übertragungsbereitschaft gebildet worden? So, wie sie heute erkennbar wird und wie die Therapeutin sie in ihrem Gegenübertragungserleben erfährt.

3.9.2 Struktur und Identität

An dieser Stelle öffnet sich zugleich der Blick auf den zweitgenannten diagnostischen Aspekt, der die Struktur der Persönlichkeit betrifft. Auch hier geben die Art und Qualität der Gegenübertragung wichtige Hinweise.

Wenn wir uns die innere Bühne vorstellen, auf der das Stück der Patientin aufgeführt wird, dann kann eine konfliktneurotische Inszenierung die Therapeutin anrühren, mitreißen, evtl. auch abstoßen, sie auf jeden Fall selten unbeteiligt lassen. Ihr Gegenübertragungsgefühl ist, dass sie von der biographischen Tragödie persönlich berührt wird, mitfühlend Anteil nimmt und der Patientin aus dieser Position heraus hilfreich unterstützend, korrigierend zur Seite stehen möchte.

Die vorherrschende Gegenübertragungseinstellung der Therapeutin angesichts einer Patientin mit ausgeprägter struktureller Störung ist davon sehr verschieden. Eine junge Therapeutin sagte mir, dass sie strukturelle Störungen und konfliktneurotische Störungen am deutlichsten an ihrer körperlichen Reaktion ablesen könne: »Nach einer Sitzung mit einer strukturell gestörten jungen Patientin bin ich vor Anstrengung nassgeschwitzt und ertappe mich bei der Überlegung, die Therapie an jemanden abzugeben, der weniger empfindlich ist, als ich es bin.« Solche Überlegungen hört man am Ende der diagnostischen Sitzungen häufiger: »Die Patientin braucht dringend eine Therapie, aber ich bin wahrscheinlich nicht in der Lage, diese Anstrengung auf mich zu nehmen.« Wenn freilich ein Therapeut erlebt hat, was es für eine solche Patientin bedeutet, im Lauf der Behandlung aus ihrer Sprachlosigkeit und Beziehungslosigkeit herauszufinden und erstmals am Leben teilzunehmen, so wie durchschnittliche Menschen das tun können, dann ist das für ihn sehr bewegend.

Dieser Therapeut weiß dann, dass es unvermeidlich ist, eine

anfängliche emotionale Durststrecke gemeinsam durchzustehen, ehe eine therapeutische Arbeit im üblichen Sinne möglich wird, die dann aber auch sehr eindrucksvoll verlaufen kann, wenn die sich entfaltende Beziehungsfähigkeit es der Patientin erlaubt, ihren Rückzugsort zu verlassen und eine emotionale Beziehung zu anderen Menschen zu wagen.

Eine ausführliche Diskussion dieser diagnostischen Aspekte und der darauf bezogenen therapeutischen Vorgehensweisen findet sich z. B. in dem Buch »Strukturbezogene Psychotherapie« (Rudolf 2020).

4 Prinzipien des therapeutischen Handelns

4.1 Die therapeutische Situation

Anne schreibt an Erik: »Deine Leidenschaft gilt, wie ich immer wieder erlebe, dem psychodynamischen Verständnis Deiner Patienten, ihren unbewussten Konflikten und deren Psychodynamik. Aber wie muss ich mir das therapeutische Geschehen vorstellen? Vielleicht als eine Art Nachreifung oder Umerziehung? Wie setzt der Therapeut solche Prozesse in Gang? Ich habe psychotherapeutische Fallgeschichten gelesen und den Eindruck bekommen, dass sich die Therapeuten sehr viele Gedanken machen, von denen sie besonders wichtige der Patientin als ›Deutung‹ mitteilen. Kannst Du mir ein vereinfachtes Konzept des Therapierens entwerfen?«

Erik: »Was Du schilderst, erinnert mich an meine therapeutischen Anfänge. Wie gerne hätte ich meinen Patienten eine kluge Deutung gegeben, die bewirkt, dass sie sich endlich selbst verstehen und daraufhin ihre Symptomatik verlieren. Stattdessen musste ich feststellen, dass ich selbst vieles nicht verstand und es folglich nicht plausibel interpretieren konnte. Es kostete mich einigen Mut, bis ich zu sagen wagte: ›Das, was Sie mir erzählt haben, verstehe ich noch nicht. Können Sie mir die Situation noch etwas genauer schildern?‹ Zu meiner Überraschung

teilte mir die Patientin mit, sie habe Scheu, darüber zu sprechen, weil es sich um ein für sie heikles Thema handle, von dem bisher niemand etwas wisse.
Natürlich bekam ich einen Schreck, aber dann erinnerte ich mich an eine ähnliche Situation aus meiner eigenen, lange Zeit zurückliegenden Selbsterfahrung: die Überwindung, die es mich kostete, über heikle emotionale Erfahrungen zu sprechen und die damit verknüpfte Peinlichkeit zu erleben. Dann die Erleichterung, es doch gewagt zu haben, und die Verwunderung über den Lehrtherapeuten, der mit mir sachlich über das Thema sprach, nachfragte, kommentierte und anstatt mich zu kritisieren und hinauszuwerfen, über meine Art von Befürchtungen sprach. Damals verstand ich: Psychotherapie zielt nicht darauf ab, jemanden zu bewerten (schon gar nicht darauf, jemanden zu entwerten), sondern ihn oder sie zu verstehen. Das heißt im Detail, die Entstehungsgeschichte dieser Persönlichkeit, ihre Lebensgeschichte zu verstehen, innerhalb derer sich diese Einstellungen, diese Überzeugungen, dieses Verhalten entwickelt haben.
So besagt das therapeutische Angebot in der Anfangsphase der Behandlung: Ich möchte versuchen zu verstehen, wie Sie denken, was Sie wünschen, was Sie fürchten. Dazu müssten Sie mir mehr aus Ihrer Geschichte und von Ihren Erfahrungen mit anderen Menschen berichten. Erzählen Sie mir einfach, was Ihnen wichtig ist oder was Ihnen gerade so durch den Kopf geht.«

Das ist freilich noch kein ausreichender Grund für den Patienten, nun die Schleusen zu öffnen. Er hat womöglich biographisch gute Gründe, vorsichtig zu sein. So kann es geschehen, dass er auf dieses Angebot hin spürbar »dicht macht«, das Thema wechselt, vielleicht auch über Beschwerden klagt. Er muss selbst entscheiden, wann er was von sich sehen lässt, vielleicht wenn das Vertrauen in sein Gegenüber so weit gewachsen ist, dass er ihm etwas persönlich Wichtiges, etwas Heikles anvertrauen kann.

Besonders wichtige Themen der Psychotherapie sind die prägenden lebensgeschichtlichen Erfahrungen, speziell die Beziehungserfahrungen mit zentral wichtigen Personen, die Aspekte des eigenen Selbstbildes und des Selbstwerts, die in diesem Kontext entstanden sind oder beschädigt wurden. Sie bilden die Grundlage für die basale Erfahrung »Ich als Tochter, als Sohn, als Mitglied dieser sozialen Gruppe, ausgestattet mit familiären Aufträgen, Hoffnungen und auch mit Enttäuschungen und Kränkungen«. TherapeutInnen versuchen genau dies zu erfassen, um es mit der Patientin gemeinsam reflektieren zu können.

Anne schreibt: »Als therapeutische Anfängerin finde ich es nicht einfach, eine Therapie mit einer mir zugewiesenen Patientin zu beginnen. Ich schildere Dir ein Beispiel.

Der Bericht der Erstuntersucherin liegt mir vor, er beschreibt eine 48-jährige Patientin, die wegen ihrer depressiven Symptomatik einen dringenden Behandlungswunsch äußert. Ich versuche, mir auf der Grundlage des Berichts ein Bild von ihr zu machen, und verabrede einen Termin mit ihr.

Es gelingt mir nur schwer, den Eindruck der vor mir sitzenden, sehr energisch wirkenden Frau und den vorliegenden Bericht, der ihre Bedürftigkeit beschreibt, zusammenzubringen. Ich teile ihr mit, dass ich das Protokoll des Erstgesprächs gelesen habe, aber gern noch einmal mit ihr persönlich über den Grund ihres Kommens sprechen möchte. Sie reagiert leicht gereizt: Das habe sie alles bereits ausführlich mit der Frau Doktor besprochen.

Ich bemerke, dass ihr Tränen in die Augen steigen, und sage: ›Sie wären zur Behandlung gerne bei ihr geblieben?‹ Sie nickt, ›das wäre ich wirklich, sie war sehr einfühlsam‹. Da kam mir ein Gespräch mit Dir in den Sinn, in dem Du mir auf Deine ziemlich spezielle Art vermittelt hast: Es geht in der Therapie nicht darum, dass Du ganz besonders lieb zu Deiner Patienten bist, es geht darum, dass die Patientin an sich selbst zu arbeiten und sich zu verstehen lernt, also lass Deine Kleenex-Tüchlein in der Schublade und rede mit ihr.

Also nahm ich meinen Mut zusammen und sagte zu der von mir als ›Zweite-Wahl-Therapeutin‹ enttäuschten Patientin: ›In dem Bericht über Ihre Lebensgeschichte habe ich gelesen, dass Sie in Ihrer Elternfamilie eine ganze Reihe schwieriger Erfahrungen machen mussten und im Lauf Ihres Lebens zunehmend in eine depressive Verfassung geraten sind.‹ Sie schaute mich prüfend an und sagte: ›Genau so war es, aber jetzt will ich nach vielen Krisen endgültig da raus, ehe mein Leben zu Ende ist.‹ Dabei wirkte sie jetzt wütend-entschlosssen. Ich nahm meinen Mut nochmals zusammen und sagte: ›Sie haben offenbar zwei ziemlich unterschiedliche Seiten, eine sehr verletzliche und eine ziemlich energische.‹ ›So ist es‹, sagte sie, ›mein alter Hausarzt hat gesagt, vielleicht habe ich eine bipolare Störung und sollte lieber Psychopharmaka nehmen‹. Ich besann mich auf meine Tätigkeit in der psychiatrischen Klinik und sagte tapfer: ›Das sieht nach meiner Erfahrung anders aus, ich glaube, Sie können auf die Psychopharmaka verzichten.‹

Sie lächelte mich freundlich an und sagte: ›Also, wann können wir mit der Therapie anfangen?‹ Offenbar hatte ich den Eignungstest bestanden. ›Ich benachrichtige Sie, wenn die Kostenübernahme vorliegt‹, sagte ich. Sie schüttelte mir lächelnd die Hand und ging hinaus. Was meinst Du dazu?«

Erik antwortete ihr umgehend: »Das ist doch ganz gut gelungen. Vermutlich wirst Du mit der ebenso empfindsamen wie energischen Patientin noch manche Überraschungen erleben, aber der Anfang ist gemacht! Am wichtigsten scheint mir, dass eine therapeutische Beziehung ausgehandelt wurde.«

4.2 Das therapeutische Verstehen

Psychotherapie zielt letztlich darauf ab, dass die Therapeutin den Patienten und dieser sich selbst zu verstehen lernt. Verstehen meint in diesem Zusammenhang vieles zugleich: ein ebenso rationales wie emotionales Verstehen eines Menschen, seiner individuellen Lebensgeschichte und deren Auswirkungen auf sein heutiges Erleben und Verhalten und nicht zuletzt auf sein Krankwerden.

Den Ausgangspunkt bildet also eine weitgehend offene therapeutische Situation: Die Patientin hat in ihrer therapeutischen Sitzung 50 Minuten Zeit, über sich zu sprechen: über ihre seelischen Beschwerden oder körperlichen Symptome, über bisherige Untersuchungen und Behandlungsversuche, über ihre eigenen Erklärungsversuche für das Krankwerden, über ihre aktuellen Lebensbedingungen und deren schwierige Seiten, über lebensgeschichtliche Entwicklungen und zurückliegende Erfahrungen bis zurück in Jugend und Kindheit, über die Elternfamilie und deren Sozialgeschichte – so wie alle Menschen sprechen, die ihrem Gegenüber ein Bild von Ihrer Person und ihrem Leben vermitteln möchten (falls sie es nicht lieber vorläufig beschämt für sich behalten wollen).

Das Bemühen des Therapeuten ist es, ein Bild von der Patientin zu bekommen; wovon sie spricht, was sie damit ausdrücken will, was ihre Mitteilungen in ihm auslösen. Er beginnt, Aspekte ihrer Persönlichkeit und deren Geschichte zu verstehen und versucht, beides mit ihr gemeinsam zu betrachten: Welche Erwartungen hat sie vor dem Hintergrund ihrer Erfahrungen an ihr Leben, an ihre Zukunft? Auch an ihre Therapeutin. Wie sehr fühlt sie sich den prägenden Erfahrungen ihrer Lebensgeschichte ausgeliefert und wo ist sie selbstbewusst genug, ihre Zukunft selbst zu gestalten.

An dieser Stelle werden häufig »pathogene Überzeugungen«

deutlich. Da scheint es, dass sich die Patientin ab einem bestimmten Zeitpunkt ihres Lebens einem unvermeidlichen Schicksal ausgeliefert fühlte, etwa alleine und unglücklich zu bleiben und leiden zu müssen. Der Blick auf die Lebensgeschichte gibt häufig Hinweise auf den Zeitpunkt und die Lebensbedingungen, unter denen die Patientin es aufgegeben hat, auf etwas hinzuarbeiten, das einen Neubeginn versprochen hätte: z.B. die Ablösung aus der Elternfamilie, in der für sie keine Entwicklungsmöglichkeiten bestehen; der Versuch, sich schulisch oder beruflich zu qualifizieren und ein eigenes Lebensziel anzustreben. Ihre Erklärung für das Scheitern dieses Verselbstständigungsversuchs lautet z.B.: »Ich hätte das Alleinsein nicht ertragen«. Die therapeutische Aufgabe an dieser Stelle ist es also, sie in einem steckengebliebenen Verselbstständigungsprozess abzuholen und die Möglichkeit eines neuen Entwicklungsschritts zu prüfen, nachdem ausreichend klar geworden ist, wo ihre Befürchtungen liegen: in der Loslösung aus einer kindlichen Bindung, in der Übernahme der Verantwortung für eigene Lebensentscheidungen, in der Sorge, sich von den elterlichen Erwartungen zu weit zu entfernen. So oder so ähnlich darf man sich die innere Auseinandersetzung der Patienten mit ihren unerledigten inneren Konflikten vorstellen.

Das therapeutische Verstehen eines anderen Menschen gelingt nicht durch eine kritisch-kühle Betrachtung von außen. Es erfordert vielmehr probehalber eine Einfühlung in eine Situation und eine Identifikation mit dieser Situation (wenn ich in seiner Lage wäre bzw. gewesen wäre ...). Auf der anderen Seite kann der Patient dann erleben, dass jemand, dem er vertraut, sich in seine Situation hineinversetzen kann. Solche Vorgänge des einfühlenden Verstehens sind aber an das Bestehen einer einigermaßen reifen psychischer Struktur bei beiden Gesprächspartnern gebunden. Ein Patient mit einer strukturellen Störung oder einer ausgeprägten narzisstischen Persönlichkeit wäre damit überfordert. Sich selbst zu verstehen, gleichsam in sich selbst hineinschauen bzw. -horchen zu können (die Fähigkeit der Selbstreflexion) ist zugleich ein Indikator für ein ausreichend gutes Strukturniveau.

Vor dem Hintergrund des Beschriebenen ist die Fähigkeit der Therapeutin, ihre Patienten einfühlend zu verstehen, als essenziell für ihre therapeutische Kompetenz anzusehen. Es ließen sich hier viele Konsequenzen des Verstehens anführen, aber noch prägnanter sind die Auswirkungen des Nichtverstehens, denn sie machen es unmöglich, dass eine therapeutische Arbeitsbeziehung entstehen kann. Wenn aber die Therapeutin diese Schwierigkeit des Patienten rechtzeitig sieht, kann sie sich dem Patienten so zur Verfügung stellen, dass dieser seine biographisch gewachsenen Erfahrungen auf sie entwerfen, d.h. übertragen kann. In der Übertragung wird das innere Erleben des Patienten besonders deutlich sichtbar, und es wächst im therapeutischen Umgang damit für auch ihn die Chance, sich selbst darin verstehen zu lernen.

4.3 Die frühe Entwicklung der Persönlichkeit

Die aktuelle Psychodynamik eines Patienten lässt sich nur verstehen, wenn man sich vor Augen führt, dass womöglich unausgereifte Beziehungsaspekte aus unterschiedlichen früheren Entwicklungsstufen erhalten und weiter wirksam sind. Dann müssen Therapeuten versuchen, sich ihre erwachsenen Patienten als Jugendliche, als Kinder, als Babys in der Welt ihrer Herkunftsfamilie vorzustellen, und Hypothesen darüber bilden, was unter den weit zurückliegenden Entwicklungsbedingungen welche Defizite und pathogenen Überzeugungen hinterlassen hat, die in der jetzigen Patientenpersönlichkeit erkennbar werden. Es gilt also in der Psychotherapie, den heute anwesenden Patienten im Blick auf die Auswirkungen seiner lebensgeschichtlich frühen Beziehungserfahrungen zu verstehen. In den folgenden Abschnitten werden die wichtigen Reifungsschritte der lebensgeschichtlich frühen Entwicklung nochmals kurz zusammengefasst.

4.3.1 Oralität, Intentionalität, Bindung, Struktur

Während manche Säugetiere bereits nach der Geburt hinter ihrer Mutter herlaufen können und nach einigen Monaten weitgehend unabhängig sind, macht das menschliche Kind eine lange Phase der großen Abhängigkeit und passiven Versorgung durch. Das früheste Erleben eines Babys schwankt zwischen körperlicher Unlust (infolge von Hunger, Nässe, Kälte, Alleinsein) und körperlichem Behagen (getragen, gewärmt, gestillt, gefüttert, angesprochen werden). Im Lauf einer verlässlichen Beziehung wächst eine emotionale Bindung an die Hauptbezugsperson, deren Angebote an Kontakt, Nahrung und Schutz zunehmend mit Affekten der Freude beantwortet werden. Mehr und mehr gewinnt die Welt der Objekte einen Aufforderungscharakter, es entsteht eine emotional neugierige, »intentionale« Ausrichtung auf sie. Aus Blick- und Hautkontakten zwischen dem Baby und seiner Bezugsperson resultieren spielerische Interaktionen, unübersehbar wächst eine emotionale Verbundenheit, ein »Urvertrauen«.

Für manche Eltern ist es freilich schwierig, mit einem Baby umzugehen, sich einzufühlen und adäquat darauf einzugehen. Ihre vergeblichen Bemühungen und das zunehmend erregte Schreien des Babys bringen sie selbst aus der Fassung und machen sie so hilflos, dass sie in ihrer Erregung schlimmstenfalls sogar das Kind schlagen, was sie selbst wiederum unglücklich macht. Es ist plausibel, dass solche frühen Defizit-Erfahrungen ihre Spuren hinterlassen. Mittlerweile wurden darauf bezogene Mutter-Kind-Therapien entwickelt, die in solchen Eltern-Kind-Katastrophen, wenn sie denn bekannt werden, effektiv eingesetzt werden können.

Mitunter aber verläuft eine früh beginnende Beziehungskatastrophe als Ausdruck einer strukturellen Störung zunächst äußerlich undramatisch als ein Leben in einer emotional abgeschalteten Atmosphäre. Ein jugendlicher Patient berichtet, es sei für ihn selbstverständlich gewesen, dass jedes Familienmitglied in seinem eigenen Zimmer lebte (seines war im Keller), gemeinsame Mahlzeiten gab es selten, Gespräche mit den Eltern fast gar nicht, Freunde hatte er keine. Es war ein jüngerer Lehrer, der auf eine psychotherapeutische Untersuchung drängte – mit der Begründung (die zunächst niemand verstand), er fürchte, der Junge könne sich jederzeit suizidieren (was der Patient emotionslos bestätigte). Erst im Laufe der anfangs schwierigen, dann aber erfolgreichen Behandlung wurden die vielfältigen Beeinträchtigungen seines Selbstverständnisses und seiner emotionalen Kommunikation auch für ihn selbst erkennbar und über manche Krisen hinweg auch effektiv bearbeitbar.

4.3.2 Analität und Aggression

Der nächste Entwicklungsschritt (2.–3.Lebensjahr) ist durch die zunehmende motorische Eigenaktivität des Kindes geprägt. Es will oder will nicht, es reagiert heftig affektiv mit Wut und Trotz auf Einschränkungen seines Handelns, was durch neu gelernte Wörter wie »nein« und »ich« unterstrichen wird. Zunehmend wird nicht nur die Kontrolle über die Handlungsmotorik, sondern auch über die Ausscheidungsfunktion gewonnen (was in dem Begriff der analen Phase zum Ausdruck gebracht wird). Bei Fixierungen auf diese Entwicklungsstufe entstehen Grundmuster des späteren »analen« Charakters, der durch eine spezielle Form der (nicht offenen) Aggressivität, Eigenwilligkeit und der Retentivität gekennzeichnet ist. Zugleich ist dies die Entwicklungsperiode, in der das Grundmuster des eigenen Ich entsteht.

4.3.3 Psychosexuelle Identität

Das Bewusstwerden der eigenen körperlich-sexuellen Ausstattung mündet schließlich in der Gewissheit einer Geschlechtsidentität: Ich bin ein Mädchen/Ich bin ein Junge. Fortan gestaltet sich auch die Beziehung zu Mutter und Vater unterschiedlich. In die gleichgeschlechtliche Beziehung Tochter/Mutter bzw. Sohn/Vater mischen sich Identifikation und Loyalität einerseits mit Konkurrenz und Rivalität andererseits. In der Beziehung zu dem Gegengeschlecht Tochter/Vater bzw. Sohn/Mutter wird eine teils kritische, teils werbend-anhängliche, später auch erotisierende Einstellung möglich. Sie wurde in dem traditionellen psychoanalytischen Konzept auf die Ödipus-Sage bezogen, sodass diese Thematik des auf die Mutter gerichteten (sexuell getönten) Begehrens und der Angst vor der Bestrafung durch Blendung/Kastration als kennzeichnend für die ödipal genannte Entwicklungsstufe angesehen wurde. So bilden dieses biologisch determinierte Thema – Mädchen-Sein, Junge-Sein – und die Identifikation mit dem gleichgeschlechtlichen Elternteil sowie das Hingezogensein zu dem gegengeschlechtlichen Elternteil ein Grundmodell für unbewusste intrapsychische Konflikte.

Mit dem letztgenannten Entwicklungsschritt sind zugleich wichtige Grundlagen der Persönlichkeit und des Charakters angelegt. Von nun an verfügt das Kind nicht nur über entwickelte kognitive Fähigkeiten, mit denen es in die Welt und auf die Menschen schaut, sondern auch die Einsicht in die eigene Begrenztheit und Sterblichkeit. Dadurch eröffnen sich ihm gleichsam philosophische Perspektiven: Die existenziellen Möglichkeiten des Lebens in der Zeitlichkeit beinhalten Miteinander und Verlassenheit, Leben und Sterben. Zugleich wird das Kind mit dem Erreichen dieser Entwicklungsstufe so selbstständig, dass es täglich einige Stunden außerhalb der Familie, im Kindergarten und dann in der Schule zubringen und seine Aufmerksamkeit auf die Dinge der Welt außerhalb der eigenen Familie richten kann.

Mit beginnender Geschlechtsreife in der Pubertät endet diese vergleichsweise ruhige Entwicklungsphase der Kindheit und es beginnt der wildbewegte Abschnitt der Adoleszenz, der auf die Ablösung von der Elternfamilie und die Entwicklung einer eigenständigen Persönlichkeit mit einer eindeutigen psychosexuellen Identität hinausläuft.

4.4 Diagnostische Synopsis

Die psychodynamische Diagnostik blickt auf den erwachsenen (oder jugendlichen) Patienten und versucht, sich einen Eindruck von der Krankheitswertigkeit seiner Störung, von seiner Persönlichkeit, deren Entwicklungsgeschichte und seiner aktuellen Lebenssituation zu machen. Dabei ist das Erleben der eigenen Gegenübertragung besonders wichtig. Sie vermittelt einen unmittelbaren Eindruck von einem bis dahin unbekannten Menschen und von dessen störungstypischem Beziehungsangebot.

Im Vordergrund des diagnostischen Interesses steht zunächst die Symptomklage des Patienten: Sie betrifft psychische Beschwerden, z. B. Ängste oder depressive Verstimmungen; ferner Schwierigkeiten in Beziehungen und sozialen Kontakten, enttäuschende und deprimierende Erfahrungen, Kränkungserlebnisse, Verlusterfahrungen; schließlich auch Körpersymptome, insbesondere somatische Beschwerden, für die keine ausreichenden medizinischen Ursachen gefunden werden konnten. Hier gilt es, das Ausmaß der subjektiven Beeinträchtigung durch die Symptomatik (Leidensgefühl) und der objektivierbaren aktuellen Einschränkungen (die zu Arbeitsunfähigkeit, Krankschreibungen, Berentung führen können) einzuschätzen. Der Bericht über alle diese Themen, vor allem aber der erste Eindruck, den der Patient dabei auf die Therapeutin macht, ist diagnostisch sehr bedeutsam, er wird sich auch im Verlauf eines therapeutischen Kontakts nicht rasch verändern.

Die wichtigsten Ziele der diagnostischen Bemühung sind:

- einen aktuellen Eindruck von dem erkrankten Menschen zu gewinnen,
- eine Vorstellung von den Bedingungen seiner lebensgeschichtlichen Entwicklung und seiner gegenwärtigen Situation zu bekommen,
- eine psychodynamische Hypothese zu entwickeln, an welchen Entwicklungsaufgaben er derart gescheitert ist, dass sich Symptome entwickelt haben.

Wir können davon ausgehen, dass der Patient selbst diese Fragen nicht beantworten kann, weil ihm die Hintergründe weitgehend unbewusst sind; d. h., es handelt sich um vorläufige psychodynamische Hypothesen, die, wie jede Hypothese, kritisch geprüft werden müssen.

Die therapeutische Zielsetzung wird zunächst sein, den Patienten in seiner Selbstreflexion zu unterstützen, sodass er zunehmend fähig wird, aus seiner heutigen Sicht eines Erwachsenen Antworten auf die oben genannten Fragen zu finden und selbst die Verantwortung für seine Einstellungen und Entscheidungen zu übernehmen.

Das Beschriebene gilt vor allem für Patienten mit konfliktneurotischen Störungen. Anders ist die Situation bei Patienten, bei denen weniger psychoneurotische als vielmehr persönlichkeitsstrukturelle Störungen im Vordergrund stehen. Bei ihnen kommt ein spontaner Kontakt nur schwer zustande. Das Gefühl der Gegenübertragung der Therapeutin ist es, sich sehr anstrengen zu müssen, um dem Patienten näher zu kommen und ihn zu verstehen (und es trotzdem oft nicht zu schaffen). Das ist kein Grund zu resignieren, sondern sich vielmehr auf diese spezielle Thematik der strukturbezogenen Diagnostik und Behandlung auszurichten (vgl. Kap. 4.6).

4.5 Therapieziele und therapeutische Zusammenarbeit

Psychotherapie beinhaltet eine zeitlich begrenzte Beziehung zwischen einem Hilfesuchenden und einem professionellen Helfer; beide bemühen sich gemeinsam, die Problematik der Patientin zu verstehen und zu bearbeiten, sodass die Symptomatik entfällt, gleichsam entbehrlich wird. Voraussetzung für ein effektives therapeutisches Zusammenwirken ist das Zustandekommen einer »Arbeitsbeziehung«. Der Begriff Arbeit betont den gemeinsamen Sachbezug: Wir bemühen uns gemeinsam, ein Ziel zu erreichen, d.h. ein Problem zu erkennen und zu bearbeiten. Wir sind beide motiviert, diese Arbeit zu verrichten. Der Therapeut wird dafür nach Stunden bezahlt. Der Patient muss mitarbeiten, indem er über sich selbst, seine Situation, seine Geschichte, sein Leben nachdenkt und spricht. Auf diese Weise kann er sich selbstreflexiv eine Einsicht in sein Leben, seine Erinnerungen, seine Geschichte und nicht zuletzt in die ihm nicht bewussten Muster und Motive seines Erlebens und Handelns erarbeiten. Im Rahmen der Psychotherapie unterstützt die Therapeutin den Patienten in dem Bemühen,

- die für ihn typischen Muster des eigenen Erlebens und Verhaltens sehen zu lernen;
- sich die lebensgeschichtlich gewachsenen Motive seines Handelns bewusst zu machen;
- die Entstehungsgeschichte/Lerngeschichte seines Verhaltens sehen und verstehen zu lernen;
- schließlich auch die Verantwortung für seine aktuelle neurotische Art des Handelns zu übernehmen und nach Möglichkeiten einer Neuorientierung zu suchen;
- dadurch die Reifungsentwicklung und das Selbstverständnis seiner Persönlichkeit voranzubringen.

Die dahinterstehende Vorstellung des Menschenbildes ist es, dass jeder Mensch die Freiheit hat, sich für sinnvolle Ziele zu entscheiden. Diese Aufgabe anzustreben und realisieren zu können, setzt strukturelle Kompetenzen eines Patienten voraus, wohingegen ein strukturell gestörter Patient solche Ziele nicht kennt und über diese selbstreflexiven Fähigkeiten zunächst nicht verfügt; beides muss erst im Rahmen einer strukturbezogenen Therapie aufgebaut werden.

Sache des Therapeuten ist es also, diesen Vorgang der Selbsterkundung zu fördern und auf Zusammenhänge hinzuweisen, die der Patient bis dahin nicht wahrgenommen hatte und gegen deren unliebsame Wahrnehmung er sich bislang gewehrt hatte. Aktuelle Lebensereignisse und Erfahrungen mit Menschen liefern den Anlass zu diesen Mitteilungen, vor allem aber auch Geschehnisse und geteilte Erfahrungen in der therapeutischen Situation. Nach und nach sollte für den Patienten deutlich werden, durch welche biographischen Konstellationen und Lebensereignisse er in seinem Erleben und Verhalten bis heute geprägt wurde.

Die therapeutische Kunst ist es, diesen Vorgang des zunehmenden Selbstverständnisses in Gang zu setzen und voranzubringen. Entwicklungsziel ist das selbstreflexive menschliche Subjekt, das sich zunehmend bewusst wird, welche Gedanken, Gefühle, Bedürfnisse und Erfahrungen es mit anderen Menschen teilt, aber auch dessen, dass es sehr unterschiedliche Wunschvorstellungen und Zielsetzungen gibt, sodass die Interessen des einen nur zu leicht mit denen das anderen konflikthaft zusammenstoßen und oft lebenslange Spannungen und Enttäuschungen aufrechterhalten, mit denen es umzugehen gilt.

Wie lange Zeit und wie tiefgehend sollte ein solcher therapeutischer Klärungs- und Veränderungsvorgang ablaufen? Hier verfahren unterschiedliche Therapieschulen nach verschiedenen Vorstellungen und benötigen dafür unterschiedlich viel Zeit. Es gibt gute Evidenz dafür, dass in einer psychodynamischen Therapie von 50 bis 100 Sitzungen ein gutes Behandlungsergebnis auf der Ebene der Symptomreduzierung, des Selbstverständnisses und der persönlichen Entwicklung und Umstrukturierung erreicht werden kann. Dabei erweist sich das anfängliche idealisierte Beziehungsmuster meist rückblickend als ein kindlich-regressives Beziehungsangebot, das mit einiger Anstrengung von beiden Seiten durchgearbeitet werden muss, damit schließlich ein erwachsenes Beziehungsniveau erreicht werden kann. So kann sich die Patientin schließlich mit neuen Kräften ihrem Erwachsenenleben zuwenden – als ein selbstreflexives Subjekt, das nun ausgestattet ist mit dem Bewusstsein seiner Geschichte und seiner Identität, seiner Handlungsfähigkeit und Eigenverantwortung.

4.6 Besonderheiten der strukturbezogenen Psychotherapie

Die zuletzt beschriebenen Behandlungsansätze betreffen im Wesentlichen konfliktneurotische Störungen, deren Grundlagen in der mittleren Kindheit (etwa 2.–6. Lebensjahr) entstanden sind. Hingegen sehen wir die Wurzeln der strukturellen Störungen in den frühesten Entwicklungsabschnitten der kindlichen Person:

- Strukturell gestörte Patienten sind gekennzeichnet durch eine eingeschränkte Fähigkeit zur Selbstreflexion, d. h., sie haben keine oder eine sehr eingeschränkte Vorstellung, wer und wie sie selbst sind und wie sie auf andere wirken.
- Sie verfügen über kein oder ein sehr eingeschränktes Erleben eigener Affekte und verstehen daher oft nicht, warum sie etwas tun oder lassen sollten.
- Es fällt ihnen schwer oder ist ihnen unmöglich, sich emotional auf andere Menschen auszurichten und sich emotional in andere Menschen hineinzuversetzen und sie mitfühlend zu verstehen.
- Sie erleben sich daher als passiv an andere ausgeliefert und evtl. auch von ihnen bedroht – oder Welten von ihnen entfernt.

- Sie verfügen nicht über handlungsleitende Wertvorstellungen bezüglich dessen, was für sie selbst und für andere eher richtig oder falsch ist.
- In Konsequenz dessen erleben sie sich selbst als »anders« und die übrigen Menschen als unverständlich. Das führt im diagnostischen oder therapeutischen Kontakt zu einem Gegenübertragungsgefühl hochgradigen Angestrengtseins.

Im Unterschied dazu leiden neurotisch gestörte Patienten unter ihrer Erfahrung vergeblicher Bemühungen in konflikthaft schwierigen und enttäuschenden Beziehungen. Sie leben daher in der sehnsüchtigen Erwartung auf ideal gute Beziehungen, in denen sie nicht enttäuscht, sondern akzeptiert, verstanden, bewundert und geliebt werden.

Eine junge Therapeutin sagte mir, dass sie strukturelle und konfliktneurotische Störungen am deutlichsten anhand ihrer eigenen körperlichen Reaktion unterscheiden könne: »Nach einer Stunde mit meiner strukturell gestörten Patientin bin ich nassgeschwitzt vor Anstrengung und muss mir eingestehen, dass ich die Behandlung sehr gerne an jemand anderen abgeben würde, der weniger empfindlich ist, als ich es bin.«

Wenn die Therapeutin allerdings zum ersten Mal erlebt, was es für eine solche Patientin bedeutet, im Behandlungsverlauf aus ihrer Sprachlosigkeit und Distanziertheit herauszufinden und an dem Leben ihrer Altersgruppe teilzunehmen (und zu bemerken, dass es so etwas wie eine therapeutische Beziehung gibt), ist das sehr bewegend. Von da an kann die Patientin sich eingestehen, wie wichtig es für sie sein kann, ihren inneren Rückzugsort zu verlassen und Beziehungen zu andern zu riskieren, so holprig das auch vorangeht.

Das bedeutet, dass eine strukturbezogene Psychotherapie, falls sie trotz der anfänglichen Beziehungsprobleme zustande kommt, sich wahrscheinlich zu Beginn schwierig gestaltet und stets von Abbruch bedroht ist. Wenn aber Therapeut und Patient die anfängliche Fremdheit ertragen und bewältigen konnten und zunehmend miteinander vertraut werden, lassen sich auch erstaunliche Entwicklungen im Selbstverständnis des Patienten und in seiner Beziehungsgestaltung realisieren. Eine besonders wichtige Entwicklung liegt darin, dem eigenen Tun, dem eigenen Leben, der eigenen Zukunft einen Sinn geben zu können. Ausführliche Darstellungen strukturbezogener Behandlungsprinzipien und finden sich bei Rudolf (2021) oder – kürzer gefasst – in Rudolf (2019).

Im Unterschied dazu trägt in der therapeutischen Beziehung einer konfliktneurotischen Patientin das anfangs idealisierte Beziehungsmuster auch nicht für immer; es erweist sich rückblickend mitunter als ein kindlich-regressives Beziehungsangebot, das mit viel therapeutischer Anstrengung von beiden Seiten durchgearbeitet werden muss, damit schließlich in der therapeutischen Beziehung ein erwachsenes Niveau erreicht werden kann. Aus dieser Beziehung kann die Patientin sich schließlich verabschieden und sich mit neuen Kräften ihrem Erwachsenenleben zuwenden, als ein selbstreflexives menschliches Subjekt, das nunmehr ausgerüstet ist mit dem Erleben seiner Identität, seiner Handlungsfreiheit und Eigenverantwortung.

5 Aspekte der Psychosomatik

Anne schreibt: »Mir ist aufgefallen, dass in Deinen bisherigen Überlegungen psychosomatische Themen kaum erwähnt werden. Ist dieser Aspekt heute klinisch noch von Bedeutung? Wie muss ich mir das vorstellen, wenn jemand psychosomatische Medizin betreibt?«

Erik muss ihr zustimmen, dass er selbst heute, wo er alt ist, den Begriff eher selten ausdrücklich verwendet. Und wie ältere Menschen es zu tun pflegen, beginnt er bei Adam und Eva: »Es geht um das körperliche Befinden und Erleben, um den Umgang mit dem Körper. Als Jugendlicher war ich relativ klein und unsportlich. Als mir das in der Pubertät schmerzlich auffiel, habe ich begonnen, schon morgens vor dem Schulunterricht Waldläufe zu machen. Dann trat ich einem Sportverein bei und quälte mich über Mittel- und Langstrecken, später mit Bergsteigen, im mittleren Lebensalter dann mit Yoga, Meditation und asiatischen Kampfsportarten und schließlich ab 50 mit Marathonlaufen, heute freue ich mich an leichten Bergtouren und Waldspaziergängen mit meiner Partnerin.

Das klingt vielleicht wie Angeberei, aber es hat mir geholfen, mobil zu bleiben, gesundheitliche Krisen zu überstehen und nach problematischen Operationen auch wieder auf die Beine zu kommen. Mein Eindruck ist, dass viele Menschen, die sich professionell mit dem Psychischen beschäftigen, einen speziellen Bezug zum Körperlichen haben: Psychosomatik als etwas Selbstverständliches in seiner Verknüpfung des seelischen und körperlichen Erlebens. Dass dieses Selbstverständliche theoretisch nur schwer zu fassen und therapeutisch schwer zu bearbeiten ist und zugleich in dem Begriff Psychosomatik häufig simplifiziert wird, will ich im folgenden Abschnitt verdeutlichen.«

5.1 Psycho-somatische Wechselbeziehungen

Der Einfluss der seelischen Verfassung auf die körperliche Befindlichkeit und umgekehrt die Auswirkungen leiblicher Beschwerden auf das psychische Befinden sind allen Menschen aus eigener Erfahrung bekannt. So ist es nicht verwunderlich, dass diese Wechselbeziehungen seit Anfang des 20. Jahrhunderts in allen Bereichen der Medizin zunehmend beachtet, beforscht und schließlich unter dem Begriff der Psychosomatischen Medizin zu einem eigenständigen Wissens- und Forschungsgebiet gestaltet wurden.

Die Themen, die der französische Philosoph René Descartes bereits 1649 in »Die Leidenschaften der Seele« diskutiert hat, beschreiben im Grunde genommen bereits psychosomatische Zusammenhänge; nämlich, dass eine »sehr kleine Drüse inmitten der Hirnsubstanz imstande ist, den Strom der Lebensgeister zu verändern«. Und umgekehrt: »dass die geringsten Veränderungen, die im Strömen der Lebensgeister vorkommen, sehr viel dazu beitragen, die Bewegungen dieser Drüse zu verändern«. Auf der psychologischen Seite dieses physiologischen Geschehens erlebe der Mensch »zahlreiche Emotionen wie Liebe, Hass, Begierde, Freude, Trauer, Schmerz, Verwunderung, Verachtung, Hoffnung, Furcht«.

Descartes hat einen Forschungsbereich eröffnet, der angesichts seiner immensen Komplexität bis heute nicht abschließend bearbeitet ist: das Zusammenspiel von bewussten und unbewussten Prozessen des psychischen Erlebens auf der Grundlage der neurobiologischen Funktionen des Zentralen Nervensystems. Vielleicht darf man aber auch froh sein, dass dieser biologische Bereich der menschlichen Persönlichkeit angesichts der zu befürchtenden Manipulation noch immer wenig zugänglich und beeinflussbar ist.

Auf der anderen Seite bemüht sich ein medizinisches Fachgebiet wie »Psychosomatische Medizin« darum, Krankheitsprozesse in diesem Bereich psycho-biologisch zu erforschen und psychotherapeutisch zu behandeln.

Es ist, wie sich im Lauf der Zeit zeigte, ein großer Anspruch, die komplexen Wechselbeziehungen zwischen psychischen, affektiven Vorgängen einerseits und pathophysiologischen Körperprozessen andererseits (oder umgekehrt) zu verstehen. Hier handelt es sich auf beiden Seiten um hochkomplexe Abläufe, die aufeinander einwirken. Einmal geht es darum, dass, wie jeder Mensch am eigenen Leibe erleben kann, psychische Belastungen sich auf das Erleben und Funktionieren des Körpers auswirken können, zum anderen umgekehrt darum, dass Körperstörungen das psychische Befinden beeinträchtigen, sodass beide Einflussfaktoren einander verstärken. Im Grunde ist die Trennung künstlich, da Psyche und Körper zwei Aspekte der gleichen menschlichen Person sind. Die Person wiederum lebt nicht im luftleeren Raum, sondern in zwischenmenschlichen Beziehungen und in einer Soziokultur, die ihrerseits vor dem Hintergrund historischer Entwicklungen zu verstehen ist. Diese wenigen Andeutungen lassen deutlich werden, dass es sich um ein sehr komplexes Geschehen handelt, in dem körperliches Befinden, psychisches Erleben, soziales Verhalten, biographische und sozialgeschichtliche Entwicklung einander wechselseitig beeinflussen.

Ein orientierender Blick in ein Standardwerk der Psychosomatik lässt diese Komplexität deutlich werden. Ich beziehe mich auf »Psychosomatische Medizin. Modelle und klinische Praxis« (Uexküll 2017). Das Sachregister umfasst 60 Seiten mit je 180 Stichworten, d. h. rund 10 000 Themen (in meinem Regal ist einzig das Lehrbuch der Inneren Medizin noch ein wenig umfangreicher).

Somit handelt es sich bei der Psychosomatik um eine Schnittstelle zwischen physiologischem, medizinischem, psychologischem und psychotherapeutischem Wissen. Ob und wo der Anspruch, diese Gebiete synoptisch zusammenzuführen und therapeutisch nutzbar zu machen, bisher am überzeugendsten realisiert werden konnte, ist schwer zu sagen. In dem oben erwähnten Buch setzt jeder der 150 Autoren seinen eigenen Akzent in einem Sachgebiet, das durch eine ungeheure Breite und Vielfalt gekennzeichnet ist – was man bereits bei der Lektüre des eingangs erwähnten Buches von Descartes ahnen konnte.

5.2 Die Abwägung körperlicher, psychischer und sozialer Einflüsse

Psychosomatisch kranke Patienten leiden an körperlichen Beschwerden und psychischen Symptomen vor dem Hintergrund biographischer und sozialer Belastungen. Die schwierige therapeutische Aufgabe ist es, diese verschiedenen Aspekte in ihrer Bedeutung abzuwägen. Auf keinen Fall darf der Therapeut die Einstellung vertreten, der psychosomatisch kranke Patient habe somatisch eigentlich »nichts«. Der Patient »hat« körperliche Beschwerden, und damit ihm geglaubt wird, neigt er unter Umständen dazu, die Symptomklage überdeutlich zu äußern und szenisch zu verdeutlichen. Unter den heutigen Bedingungen der Migration wird uns das besonders deutlich, wenn wir Patienten begegnen, die in südeuropäischen oder orientalischen Ländern aufgewachsen sind und uns verwunderliche Symptombeschreibungen anbieten (etwa, dass bei großer Aufregung ihr Herz rückwärts schlägt).

Die Abklärung unklarer körperlicher Beschwerden erfordert eine gute medizinische Diagnostik, ehe eine (in unserer Kultur plausible) psychodynamische Interpretation des Krankheitsgeschehens in Erwägung gezogen werden kann. Für die meisten Patienten wäre die Annahme einer körperlichen Grundkrankheit leichter zu akzeptieren – dafür wäre der Arzt zuständig oder die Rentenversicherung –, während das psychisch bedingte Kranksein zunächst als kränkende Infragestellung der eigenen Persönlichkeit erlebt werden kann.

Medizinisch-diagnostische Untersuchungen finden oft keine ausreichende Erklärung für komplexe Beschwerden. Auch in der Entstehungsgeschichte der Beschwerden finden sich häufig keine ausreichend erklärenden Geschehnisse, am ehesten eine Vorgeschichte des erfahrenen Unrechts. Als soziale Absicherung für eine Rente, als Wiedergutmachung für erlittenes Unrecht, ist es manchen Patienten wichtig, auf ihre Beschwerden hinweisen zu können. Die diagnostische Abklärung von allen Seiten und die Bewältigung einer oft problematischen Gegenübertragung als Antwort auf ein dramatisierendes Klageverhalten erfordern große therapeutische Geduld.

Es gehört freilich zu der Alltagserfahrung von Ärzten und von Psychotherapeuten, die Ursachen körperlicher Beschwerden – nachträglich gesehen – an der falschen Stelle gesucht zu haben. Irgendwann taucht in diesem Kontext die Vermutung auf, dass »das vielleicht doch überwiegend psychisch bedingt ist«, was von einem Teil der Patienten als kränkend erlebt und entschieden zurückgewiesen wird (»Ich bin doch nicht verrückt«). So entsteht womöglich eine Situation, die für alle Beteiligten unerfreulich und belastend ist: Der Patient fühlt sich missverstanden, dem Therapeuten wird die diagnostische Kompetenz abgesprochen. Da ist es nur verständlich, dass beide nicht gut aufeinander zu sprechen sind und diese Beziehung möglichst bald beenden – oder endlich die Zustimmung der Gegenseite erlangen möchten. Für erfahrene Therapeuten sollte das keine unlösbare Aufgabe sein. Für Anfänger, die noch auf eine gewisse Zustimmung und Anerkennung ihrer Patienten angewiesen sind, ist sie mitunter schwer zu bewältigen.

5.3 Das Rätsel Schmerz: eine therapeutische Episode

Nicht selten sind unklare Körperbeschwerden der Anlass, einen Patienten zu einer psychosomatisch-psychotherapeutischen Behandlung zu überweisen. Die Hypothese, der Patient ziehe einen Krankheitsgewinn aus seinen Beschwerden, mag, von außen gesehen, begründet erscheinen. Sie ist aber therapeutisch meist wenig hilfreich. So kommt es leicht zu einem Tauziehen: Wer hat recht? Der Therapeut, der eine psychische Belastungserfahrung annimmt, oder der Patient, der an ein körperliches Krankheitsgeschehen glaubt? Bei dieser Ausgangsituation bleibt der Therapeut oft chancenlos, und der Patient verharrt in der Position des Unverstandenen, der sich gegen Unterstellungen zur Wehr setzen muss.

Das folgende Beispiel aus einer bis dahin eher mühsam verlaufenden Behandlung (einstündig im Sitzen) ist recht aufschlussreich:

FALLBEISPIEL

Ein männlicher Patient, Handwerker, Anfang 30, leidet seit einem Arbeitsunfall vor sechs Jahren an einer Schmerzsymptomatik in der Rumpfmuskulatur. Die Bemühungen des Therapeuten, belastende Erfahrungen in der Geschichte des Patienten zu finden, blieben zunächst ohne überzeugendes Ergebnis.

In der aktuellen Therapiesitzung kommt der Patient auf ein aktuelles Ereignis zu sprechen: Am Samstag habe ihn in der Fußgängerzone ein Ausländer um Geld angebettelt, das habe er verärgert und entschieden zurückgewiesen und dabei »auch ein paar unfreundliche Worte an diesen Zigeuner gerichtet, er solle hier abhauen statt zu betteln. Endgültig ausgerastet bin ich allerdings, als ein älterer Mann den Ausländer in Schutz genommen hat.«

»Na, da war ja was los«, sagte der Therapeut, »aber was genau da in Ihnen abgelaufen ist, das müssten wir noch klären«.

»Na, ich kann solche Drückeberger nicht ausstehen«, sagte der Patient.

»Sie waren immer sehr fleißig in Ihrem Beruf?«, fragte der Therapeut.

»Ich habe mir jedenfalls immer große Mühe gegeben.«

»Ok!«, sagte der Therapeut, aber was war mit dem alten Mann, welche Rolle hat der gespielt?«

»Gar keine«, sagte der Patient, ein alter Blödmann, der hat sich auf die Seite von dem Zigeuner gestellt, ich soll den in Ruhe lassen. Ich war unglaublich wütend auf den. Und der hatte noch eine ganz nette Frau am Arm, und die schimpfte auch gegen mich, als ich sagte: »Zigeuner brauchen wir hier nicht.«

Der Therapeut überlegte eine Weile, ob er etwas riskieren sollte, dann sagt er:

»Da haben Sie sich ja ein tüchtiges altes Ehepaar ausgesucht, das Ihnen Manieren beibringen wollte. Vielleicht haben sich Ihre richtigen Eltern damit schwergetan.«

»Mein Vater wollte nur das Beste. Ich hätte gern etwas Künstlerisches gemacht, aber mein Vater hat mich in einem Handwerksbetrieb angemeldet, er hat alle Künstler für schwul gehalten. Und meine Mutter hat nie getraut, ihm zu widersprechen, die hat zum Schluss getrunken.«

Der Therapeut überlegte nochmals, wie weit er gehen könnte, und entschloss sich, es zu riskieren: »Vielleicht wäre das ja interessant, wenn Sie es allen mal zeigen würden: Ihrem Chef bei der ungeliebten Arbeit; Ihrem Vater, der Künstler für schwul hält; Ihrer Mutter, die sich nichts zu sagen traut; Ihrem Therapeuten, der darauf wartet, dass Sie ihm zeigen, wer Sie wirklich sind. Vielleicht bringen Sie ja mal ein paar Fotos mit von dem, was Sie früher künstlerisch gemacht haben, das würde mich interessieren. Ich glaube, wir haben gerade erst angefangen, zu sammeln, was alles in Ihnen steckt.«

Der Therapeut schreibt in sein Notizheft: »Entweder bricht er jetzt die Behandlung ab oder er bringt sie richtig in Fahrt. Schmerztherapie ist kein Zuckerschlecken. Ich glaube (hoffe), dass da etwas in Gang kommt. Es wird sich zeigen!«

5.4 Psychosomatische Aspekte der Gesundheit

Das bereits vorn erwähnte Buch zu psychosomatischen Themen des Heidelberger Philosophen Gadamer, der noch als Hundertjähriger im Audimax interessante Vorträge halten konnte, ohne ein Manuskript zu verwenden, trägt den Titel »Über die Verborgenheit der Gesundheit« – eine Sammlung von Aufsätzen aus 25 Jahren. Darin äußert er:

> Es ist zwar sinnvoll zu fragen: Fühlen Sie sich krank? Aber es wäre fast lächerlich, wenn einer fragte: Fühlen Sie sich gesund? Gesundheit ist eben nicht ein Sich-Fühlen, sondern ist Da-Sein, In der Welt-Sein, Mit den Menschen-Sein, Von den eigenen Aufgaben des Lebens tätig und freudig erfüllt sein. (Gadamer 1993, S. 144)

Und an anderer Stelle schreibt er:

> Gesundheit ist die Rhythmik des Lebens, ein ständiger Vorgang, in dem sich immer wieder Gleichgewicht stabilisiert. Wir kennen es alle. Da ist der Atem, da ist der Stoffwechsel, da ist der Schlaf. Das sind rhythmische Phänomene, deren Ablauf Lebendigkeit, Erfrischung und Energieaufbau bewirkt.« (ebd., S. 145)

Im Weiteren schreibt er:

> In Platos Phaidros ist die Rede davon, dass, wie berühmte Ärzte der Griechen gesagt hatten, die Behandlung des Leibes durch den Arzt nicht möglich sei ohne die Behandlung der Seele, ja, dass vielleicht noch nicht einmal das genüge, sondern dass sie auch nicht möglich sei ohne das Wissen um das ganze Sein. (ebd., S. 98)

Daraus wird deutlich, dass eingeschränkte Gesundheit sich vor allem im Verlust der körperlichen Leichtigkeit des Lebensgefühls äußert und in der Bedrücktheit. Es ist oft der Körper, das körperliche Missempfinden, der Körperschmerz, der signalisiert, dass etwas nicht stimmt. Ob dieses Etwas primär körperlicher Natur ist oder durch seelische Anspannung, Überforderung, Entbehrung ausgelöst wurde, ob es also psychosomatischer oder somatopsychischer Art ist, kann dem

Krankheitsgeschehen nicht sofort und eindeutig angesehen werden.

Das ist das zentrale Thema der Psychosomatik, die jeweils die anderen Seiten mitdenken muss, um irgendwann das Zusammenspiel zu verstehen und dem Patienten verständlich zu machen. Da kann hinter einer Körpersymptomklage eine tiefsitzende Kränkungs- oder Enttäuschungserfahrung liegen oder aber auch hinter einer psychischen Erschöpfung eine kräftezehrende körperliche Erkrankung.

Therapeutisch ist es, darauf bezogen, nicht mit einigen klugen Bemerkungen getan. Häufig ist es erforderlich, sich intensiver mit den verschiedenen Aspekten, den psychischen, den körperlichen und vor allem den sozialen Einflüssen, zu beschäftigen und jeden dieser Aspekte zu seinem Recht kommen zu lassen, ehe es möglich wird, eine therapeutische Orientierung zu erarbeiten.

Ein Krankheitsbild, das in den meisten stationären psychosomatischen Einrichtungen eine große Rolle spielt, betrifft z. B. die Essstörungen, speziell die Magersucht (Anorexia nervosa). Sie ist schwer zu behandeln und hat langfristig durchaus ein beträchtliches Mortalitätsrisiko. Die daran erkrankten jungen Frauen sind oft charmant, intelligent, aber von irrationalen Ängsten vor möglicher Gewichtszunahme beherrscht, die sie fürchten wie nichts anderes und die sie mit Hungern, Diäten, Erbrechen nach den Mahlzeiten und extremen sportlichen Aktivitäten bekämpfen. Inzwischen gibt es darauf bezogene, sehr elaborierte stationär-psychosomatische Therapieprogramme mit befriedigenden Behandlungsergebnissen im Langzeitverlauf (Herzog et al. 2022).

Mittlerweile wurden in den meisten Kliniken psychosomatische Abteilungen eingerichtet, die in der Lage sind, den psychischen Anteil an körperlichen Erkrankungen diagnostisch abzuklären und geeignete therapeutische Maßnahmen einzuleiten.

Über eine allgemeine psychosomatische Orientierung hinaus haben sich zahlreiche spezielle Disziplinen auf medizinischen Gebieten entwickelt, in denen sich Somatisches und Psychisches regelhaft eng verflochten zeigen, so z. B. in der Psychosomatischen Frauenheilkunde (Rohde et al. 2017; Weidner et al. 2011).

6 Der philosophische Hintergrund der Psychotherapie

6.1 Aspekte der Sinngebung

Vor dem Hintergrund der bisher beschriebenen klinischen, psychodynamischen und soziodynamischen Einschätzungen sollte es möglich sein, krankheitswertige Störungen zu diagnostizieren und, darauf bezogen, eine adäquate psychotherapeutische Behandlung in einem bestimmten Setting durchzuführen. Über die Bearbeitung der krankheitswertigen Störung hinaus gilt es in einer Psychotherapie aber auch, das Selbstverständnis des Patienten als Mitglied einer sozialen Gemeinschaft zu fördern und dabei Aspekte ethischer Wertorientierung und Sinngebung zu berücksichtigen. Das ist besonders wichtig für das Verständnis von Patienten, die nicht im gleichen kulturellen, religiösen, politischen Raum aufgewachsen sind wie der Therapeut.

Das Psychische des Menschen kann nicht ausschließlich auf der Grundlage von Biologie, Neurophysiologie und Psychodynamik verstanden werden. Seit den Ursprüngen unserer heutigen Kultur gibt es auch eine philosophische Reflexion der Situation des Menschen. Wer sich für sie interessiert, erfährt immer wieder, wie nahe philosophische und psychologisch-psychotherapeutische Ansätze einander stehen, wenn es um ein grundsätzliches Verstehen des Menschen geht (Mönter et al. 2022).

Freilich tun sich viele heutige Therapeuten schwer, philosophische Aspekte in ihr Krankheitsverständnis und in ihre Behandlungsansätze einzubeziehen. Das war in den 60er-Jahren anders, als etwa W. Bräutigam, der mir als Vorgänger im Amt besonders wichtig ist, ein Buch schrieb (»Psychotherapie in anthropologischer Sicht«, 1961), in dem er das psychische, speziell neurotische Kranksein vor dem Hintergrund der damals geläufigen Anthropologie interpretierte, wie sie von Autoren wie v. Gebsattel, Binswanger, Benedetti, v. Weizsäcker und anderen vertreten wurde. Diese philosophischen Ansätze finden heute nur noch wenig Beachtung.

Eine aktuelle Ausnahme bildet die Existenzanalyse, wie sie von Längle (2014) in ihrer Weiterentwicklung der Entwürfe von Frankl dargelegt wird, hier kommen vielfältige philosophische Ansätze zum Tragen. Längle betont, dass jedem psychotherapeutischen Verfahren unterschiedliche philosophische Richtungen zugrunde liegen, ohne dass diese Fundierung immer explizit benannt ist. Für die Logotherapie Frankls und die daraus abgeleitete Existenzanalyse erwähnt Längle z. B. das Schichtenmodell von Nicolai Hartmann, die Existenzphilosophie (Jaspers, Heidegger, Sartre) oder die Phänomenologie, wie sie von Husserl und Scheler ausgeführt wurde. Hier geht es um Konzepte wie »Person, Wert, Sinnerfassung, Intentionalität«, die herangezogen werden, um die geistige Person des Patienten zu beschreiben.

Bevor wir uns mit einigen weiteren philosophischen Ansätze anhand von konkreten Beispielen näher beschäftigen, soll auf die zugrunde liegende Entwicklungsgeschichte der menschlichen Selbstreflexion eingegangen werden, die letztlich die Grundlage jeder Philosophie bildet. Karl Jaspers hat sie 1949 unter dem Stichwort der »Achsenzeit« beschrieben (→ Kap. 6.3).

6.2 Zur Geschichte des selbstreflexiven Denkens: das Konzept der Achsenzeit

Der Heidelberger Psychiater und Philosoph Karl Jaspers hat vieles geschrieben, das für die Psychotherapie von Interesse ist, obgleich er persönlich von Psychotherapeuten wenig hielt und vor allem der Psychoanalyse kritisch gegenüberstand. Dennoch kann man als Psychotherapeut viel von ihm lernen, sei es aus seinen Büchern, aus seinem veröffentlichten Briefwechsel, sei es aus seiner Art zu leben, aus seiner Aufrichtigkeit und Geradlinigkeit, die er auch unter dem Druck des NS-Regimes beibehielt und die ihn kurz vor Kriegsende fast das Leben gekostet hätte. Darauf werden wir im Abschnitt 6.3 eingehen.

Ein speziell interessierender Beitrag, der in diesem psychotherapeutischen Kontext vorab herausgegriffen werden soll, betrifft seine Geschichtsphilosophie und sein Konzept der Achsenzeit. In seiner Schrift »Vom Ursprung und Ziel der Geschichte« (1949) diskutiert er die Tatsache, dass in dem historischen Zeitraum zwischen 800 bis 100 vor Christus in verschiedenen Weltgegenden, die nicht miteinander in Kontakt standen, etwa gleichzeitig nachhaltig wirksame philosophische/religiöse Bewegungen entstanden sind: in China die Philosophie von Konfuzius und Laotse, in Indien die Upanishaden, im Iran die Lehre des Zarathustra, in Palästina die Propheten des Alten Testaments und in Griechenland die großer Philosophen wie Platon, Heraklit und viele andere sowie die Autoren der ersten großen Tragödien.

Jaspers betont in der genannten Veröffentlichung, dass aus jener Zeit in ganz unterschiedlichen Weltgegenden, die nicht zueinander in Kontakt standen, Schriften überliefert sind, die einen neuen Menschen erkennen lassen. Dieser entwickelte ein selbstreflexives Denken, dessen Grundkategorien bis heute der ganzen Menschheit gemeinsam sind. In diesem, mehrere Kontinente übergreifenden Vorgang entsteht, wie Jaspers sagt, eine »empirisch einsehbare Achse der Weltgeschichte für alle Menschen«. Sie ist deshalb so bedeutsam, weil sie die geschichtliche Entwicklung der Selbstreflexion und des menschlichen Selbstverständnisses markiert – jener Fähigkeiten, die für das selbstreflexive psychische Erleben des Einzelnen, für die ethische Bewertung menschlichen Handelns und folglich für das soziale Zusammenleben und die Entwicklung einer Kultur elementar wichtig wurden und die uns heute für die psychotherapeutische Arbeit unverzichtbar sind.

Das bedeutet, dass vor ca. 3000–4000 Jahren jener Typus Mensch entstanden ist, den wir heute psychotherapeutisch darin begleiten können, sich selbstreflexiv seines eigenen Wollens, Handelns und Begehrens bewusst zu werden. Jaspers führt aus:

> Das geschah in Reflexion. Bewusstheit machte noch einmal das Bewusstsein bewusst, das Denken richtete sich auf das Denken. In diesem Zeitalter wurden die Grundkategorien hervorgebracht, in denen wir bis heute denken. Es wurden die Ansätze der Weltreligionen geschaffen, aus denen die Menschen bis heute leben. (Jaspers 1949, S. 20)

Wenn wir uns im Unterschied dazu die Menschen der Urzeit vorstellen, sehen wir sie den Mächten der Natur ausgeliefert, geprägt durch deren Bedingungen und Geschehnisse und darauf bezogenen Überlebens- und Anpassungsstrategien. Sie besitzen noch kein Konzept ihres Selbst und seiner Einbindung in die Welt.

Der nächste gewaltige Entwicklungssprung betrifft die Entstehung einer geschriebenen Begriffssprache, die, wie das z. B. in den Schriften Homers geschieht, Ereignisse aus dem Leben bedeutsamer Menschen in Regionen Kleinasiens beschreibt. Sie betreffen historische Geschehnisse, die etwa aus dem 2. Jahrtausend vor Christus stammen, und beziehen Themen aus sehr viel älteren Mythen ein. Darin wird insbesondere geschildert, wie einzelne bedeutsame Menschen in ihrem Wollen und Handeln von Göttinnen und Göttern geleitet werden. Das heißt, sie betonen noch nicht ein eigenes Selbst, das ihr Handeln plant, verwirklicht und verantwortet. Es sind die Götter, die Menschen zum Handeln bewegen, sie dabei begleiten, sie beschützen oder ins Verderben stürzen. Diese schicksalhafte Abhängigkeit ist ein zentrales Thema in Homers Schriften: »Es bedürfen die Sterblichen alle der Götter.«

Die nachfolgenden Epochen der griechischen Philosophie lassen deutlich werden, dass sich zunehmend ein selbstreflexives Denken und eine Vorstellung von der Verantwortung für das eigene Handeln entwickelt haben. Menschen erfahren sich von einer bestimmten Zeit an als introspektive und selbstreflexive Wesen, die in ihrem Handeln von eigenem Denken und Urteilen und von dem eigenen Gewissen gesteuert werden, sie erleben sich als verantwortlich für ihr richtiges oder falsches Tun. Die Götter erscheinen dabei als personifizierte Eigenschaften – der Klugheit, der Liebe, der mutigen Kampfbereitschaft, der Fruchtbarkeit, der Väterlichkeit.

Es bedeutete eine sensationelle Entdeckung, dass sich vergleichbare Entwicklungen eines solchen menschlichen Denkens und Erlebens etwa zur gleichen Zeit (ca. 2000–3000 v. Chr.) in weit auseinanderliegenden Kulturen vollzogen haben: in Kleinasien bzw. Griechenland, in Judäa und in Asien, d. h. in weit voneinander entfernten Weltgegenden, die zu jener Zeit keinen Kontakt zueinander hatten. Jaspers sah darin eine »Achse der Weltgeschichte« mit der Entwicklung des ethisch sich selbst reflektierenden Menschen und seiner Schriftsprache, die es ihm erlaubte, Erfahrungen des Nachdenkens und entstehende ethische Standards sowie wissenschaftliche Einsichten zu speichern, weiterzugeben und in einem Diskurs weiterzuentwickeln. Das ist nicht weniger als die Entstehungsgeschichte des heutigen Menschen.

Assmann (2018) hat dieses Jaspers'sche Thema der Achsenzeit nach dem heutigen Wissensstand nochmals zusammenfassend dargestellt und dahingehend modifiziert, dass erst die Spätantike die eigentliche Achsenzeit darstellt, indem sie Ende des 1. Jahrtausends vor Chr. die medialen und kulturellen Strukturen – Schrift, Kanonisierung, Exegese – bereitstellte, und zwar an verschiedenen Orten der nördlichen Hemisphäre von China bis Griechenland:

> Mit der Möglichkeit des Rückbezugs auf die geistigen Errungenschaften entstand ein Fundament, auf dem neue Gebäude von bislang ungeahnter Größe errichtet werden konnten, die wir heute noch bewohnen. (Assmann 2018, S. 293)

Von jener Zeit an hat sich der Mensch gleichzeitig an mehreren Stellen der Welt weiter zu dem entwickelt, was er heute ist: ein Wesen, das grundsätzlich imstande ist, sich intentional und emotional auf andere auszurichten und mit ihnen zu kommunizieren. Ein Lebewesen, das fähig ist, über die Welt, über sich selbst, über sein Tun nachzudenken und sein eigenes Handeln moralisch zu bewerten; ein nicht nur selbstreflexives, sondern zunehmend auch selbstverantwortliches Wesen. Dieses ist ferner mehr und mehr in der Lage, seine Welt, seine Situation und sein Erleben mit Mitteln der Sprache und darüber hinaus auch in der Kunst auszudrücken. So kann dieses nicht nur selbstreflexive, sondern auch zunehmend kreative Wesen eine Welt der Kultur schaffen, die an ethischen und ästhetischen Maßstäben orientiert ist. Das ist die gute Nachricht, die uns das Thema der Achsenzeit vermittelt.

Allerdings leben wir heute, ca. 3000–4000 Jahre nach Beginn dieser Entwicklung, keineswegs in einer selbstreflektierten, selbstverantworteten, mitmenschlichen Welt. Vielmehr drohen mit stetig wachsender Weltbevölkerung und zunehmender Verknappung der natürlichen Ressourcen ständig Spannungen zwischen den Interessengruppen, die sich jederzeit in kriegerischen Handlungen entladen könnten. Das weltweit angesammelte Waffenpotenzial würde ausreichen, um die Weltbevölkerung auszurotten. Die einst hoch angesehene Fähigkeit zur Selbstreflexion und die Bereitschaft zur Selbstverantwortung reichen offenbar nicht aus, um jenes Maß an Rationalität und Steuerung sicherzustellen, das nötig wäre, um das Risiko der Selbstzerstörung auszuschließen. Selbst wenn es gelänge, die Gefahr der kriegerischen Auseinandersetzung unter Kontrolle zu halten (wonach es z.B. nach den aktuellen Erfahrungen des Ukraine-Krieges leider nicht aussieht), bliebe immer noch das Risiko, die natürlichen Lebensbedingungen des Menschen auf dem Planeten durch maßlose Industrialisierung und Ausbeutung der Natur zu zerstören.

Die Hoffnungen, welche die Achsenzeit-Philosophie zunächst auf die menschliche Fähigkeit der Selbstreflexion und Selbstverantwortung gesetzt hatte, wurden enttäuscht. Weder die Einsichtsfähigkeit noch die Orientierung an mitmenschlichen und kulturellen Werten sind stark genug, um die irrationale Gier nach Besitz und Macht unter Kontrolle zu halten, wie die immer wieder aufbrechenden politischen Spannungen und kriegerischen Konflikte erkennen lassen. Ein Denker wie Freud erlitt bereits das Schicksal, dass er die von ihm beschriebene Thematik der destruktiven Triebwelt des Menschen in dem Grauen des Ersten Weltkriegs und in der Vernichtung der jüdischen Menschen im Vorfeld des Zweiten Weltkriegs bestätigt sehen musste. Die viel beschworene selbstreflexive Natur des vermeintlich hochkultivierten Menschen hatte all das nicht verhindern können. Dass genau das gleiche Unglück sich an der gleichen Stelle wiederholt, ist weniger wahrscheinlich als die Möglichkeit, dass es überraschend an einer anderen Stelle geschieht, wo die empathische Einfühlung in die jeweils anderen und die Verantwortung der mächtigen Einzelnen für das soziale Ganze kläglich verloren gingen.

Psychotherapeuten verfügen nicht über politische oder wirtschaftliche Macht. Sie können nichts anderes tun, als bei ihren Patienten die Fähigkeit der emotionalen Bezogenheit, der selbstreflexiven Wahrnehmung und Selbstverantwortung zu fördern, sodass diese als Menschen in der Lage und motiviert sind, sich mitmenschlich, d.h. kultiviert zu verhalten. Sie machen damit auf etwas aufmerksam, das für Menschen unabdingbar wichtig ist, so wie es mit anderen Mitteln auch Künstler oder Schriftsteller tun. Auch sie versuchen dazu beitragen, dass die mit Beginn der Achsenzeit entstandenen menschlichen Fähigkeiten der Selbstreflexion, der Wertorientierung und der Eigenverantwortung bei möglichst vielen Individuen gefördert und von vielen genutzt und gelebt werden können. Ein Ziel des therapeutischen Handelns ist es, krankheitswertige Leidenszustände des Einzelnen zu überwinden. Darüber hinaus ist es die Hoffnung aller sozial engagierten Therapeuten, dem sich in Gesellschaften ansammelnden zerstörerischen Potenzial entgegenzuwirken, indem sie den einzelnen Menschen – ihren Patienten – in der Entwicklung seiner selbstreflexiven Verantwortlichkeit unterstützen.

6.3 Philosophie und Psychoanalyse: K. Jaspers und A. Mitscherlich

Der Autor der Achsenzeitthematik Karl Jaspers, Psychiater und Philosoph, war ein körperlich chronisch kranker Mann und zugleich ein ungemein produktiver Intellektueller. Er begann seine wissenschaftliche Tätigkeit als Assistent der Psychiatrischen Universitätsklinik Heidelberg (1909–1915), wurde Professor für Psychologie (1906–1920) und ab 1920 Professor für Philosophie; 1937 wird er von der NS-Regierung wegen seiner Weigerung, sich von seiner jüdischen Frau scheiden zu lassen, zwangsweise in den Ruhestand versetzt und mit einem Lehr- und Publikationsverbot belegt. Die Drohung, das Ehepaar werde abgeholt und »vernichtet«, schwebt bis zum letzten Kriegstag über ihm.

Aufgrund seiner chronischen Erkrankung hatte er immer schon relativ zurückgezogen gelebt, sodass für ihn briefliche Kontakte von großer Bedeutung waren. Sehr eindrucksvoll sind drei umfangreichen Bände seiner von Bormuth und Engelhardt herausgegebenen Korrespondenz. Der 2014 erschienene Band (»Korrespondenzen. Psychiatrie, Medizin, Naturwissenschaft«) enthält auf 703 Seiten den Abdruck von 638 Briefen, die Jaspers zwischen 1902 und 1965 mit 38 Personen aus dem Bereich der Medizin, speziell der Psychiatrie und der Naturwissenschaften, gewechselt hat. Ein Blick auf diese Mitteilungen, die oft als Reaktion auf persönliche Begegnungen und berufliche Zusammenarbeit, mitunter auch im Kontext fachlicher Auseinandersetzungen entstanden sind, vermittelt einen sehr persönlichen Eindruck von den jeweiligen Akteuren und ihrer Sichtweise. Beim Lesen dieser Briefwechsel ist es, als wäre man selbst – fast zu nah – Zeuge der Begegnung zwischen Jaspers und zahlreichen Menschen, denen er persönlich verbunden war oder die sich sachbezogen auseinandersetzten und bemüht waren, trotz schwerwiegender Divergenzen sachlich, höflich und wissenschaftlich überzeugend zu bleiben.

Für einen psychotherapeutisch interessierten Leser werden in dem Briefwechsel die emotionalen Aspekte der Beziehung zwischen Karl Jaspers und seinen jeweiligen Zeitgenossen unmittelbar spürbar; etwa dort, wo Alexander Mitscherlich vergebens um die Zustimmung des großen alten Mannes kämpft, der dem psychoanalytischen Ansatz weiterhin grundsätzlich skeptisch gegenübersteht. Mitunter hat man als Leser den Eindruck, dass hier auch sehr Privates und Emotionales der beteiligten Personen (die freilich alle schon verstorben sind) fast zu ungeschützt vor uns ausgebreitet wird. Zwei weitere Bände von ähnlichem Umfang betreffen die Korrespondenz mit Persönlichkeiten aus dem Bereich der Literatur sowie der Politik und Universität (im letztgenannten Band z.B. mit Thomas Mann, Theodor Heuss, Willy Brandt und Walter Ulbricht und vielen anderen).

Die Positionen von Mitscherlich und Jaspers bleiben dauerhaft unvereinbar. Mitscherlich plädiert für die Gründung eines eigenständigen psychoanalytischen Instituts in der medizinischen Fakultät der Universität. Jaspers, vom Senat der Universität mit der Begutachtung dieses Plans beauftragt, lehnt ihn ab – es sei denn, dass die Institutsgründung im Rahmen der psychiatrischen Klinik gelingen würde. Seine Stellungnahme endet mit der Aussage, dass »die Psychoanalyse – grundsätzlich anders als die übrigen medizinischen Fächer – selber eine unentwickelte ihrer selbst nicht klar bewusste Philosophie sei und daher die Verwalter der philosophischen Überlieferung unmittelbar angehe im Gesamtinteresse des lebendigen Geistes der Universität« (Jaspers 1946, S. 359).

Karl Jaspers, der ungemein gebildete Intellektuelle, kämpft sein Lebtag mit einer irrational erscheinenden Vehemenz gegen die Psychoanalytiker an, er wird auch im Alter nicht müde, sie zu entwerten, »die eine wunderlich hochmütige Haltung einnehmen, als ob sie das tiefe, enthüllende, souveräne Wissen besäßen. Sie fühlen sich als überlegene geistige Herrscher der Welt, umso lächerlicher, wenn sie persönlich rechte Zwerge sind« (Jaspers 1975, S. 115). Das klingt sehr nach einer erlebten Kränkung, und in der Tat gibt es Hinweise darauf, dass Jaspers vor sehr langer Zeit bei einem Psychoanalytiker Versuche einer psychotherapeutischen Selbsterfahrung gemacht hat und deutende Hinweise auf (homo)sexuelles Erleben offenbar nicht als den üblichen psychoanalytischen Jargon verstanden hat, sondern wörtlich genommen und als nachhaltige große Kränkung erlebt hat.

6.4 Entwicklungslinien der Psychotherapie in der Bundesrepublik

Nach Ende der Naziherrschaft und der Gründung der Bundesrepublik engagiert sich der lange Zeit zum Schweigen verurteilte Karl Jaspers sehr lebhaft in der öffentlichen politischen Diskussion, ist aber enttäuscht von der geringen Resonanz, sodass er schließlich die Bundesrepublik verlässt und einen Ruf in die Schweiz, an die Universität Basel, annimmt. Dort äußert er sich politisch hochengagiert im Kampf gegen die Remilitarisierung der Bundesrepublik und speziell gegen die atomare Bewaffnung (»Die Atombombe und die Zukunft des Menschen«, 1958; »Hoffnung und Sorge«, 1965; »Wohin treibt die Bundesrepublik«, 1966; »Antwort zur Kritik meiner Schrift Wohin treibt die Bundesrepublik«, 1967). Diese Schriften von Jaspers sind keineswegs so philosophisch abwägend und zurückhaltend wie seine früheren Veröffentlichungen vor dem Schweigegebot von 1937.

Nun kommen seine politisch-gesellschaftliche Einstellungen nicht nur zum Vorschein, sondern gleichsam zum Ausbruch, sodass man als Leser überrascht ist, mit welcher Vehemenz sich Jaspers in die aktuelle politische Diskussion einmischt.

Auch sein langjähriger Gesprächspartner und Kontrahent Mitscherlich engagiert sich intensiv gesellschaftspolitisch. Er stellt Kontakte her zu Exil-Psychoanalytikern, dokumentiert die Nürnberger Prozesse und gilt (speziell in seiner Zusammenarbeit mit Habermas) als der intellektuelle Protagonist einer neuen gesellschaftspolitischen Epoche in der Bundesrepublik. Seine Schriften werden zur Standardlektüre der jüngeren Generation. Er veröffentlicht Studien zur psychosomatischen Medizin (1968) unter dem Titel »Krankheit als Konflikt«. Darin formuliert er die These, dass jede Gesellschaft die ihr jeweils eigentümlichen Krankheiten hervorbringt.

Das hat für ihn vor allem therapeutische Konsequenzen:

> Psychosomatische Medizin (...) treibt nicht nur Individualtherapie. Sie ist vielmehr Sozialmedizin in einem völlig veränderten Sinn. Sie wird am Einzelfall, wie bruchstückhaft auch immer, die krankheiterregenden Lebensbedingungen der Gesellschaft zu erkennen versuchen. Ein solch neuer sozialmedizinischer Aspekt bedeutet aber, dass die Gesellschaft hier in die Lage versetzt wird, etwas über sich selbst zu erfahren. (Mitscherlich 1968, S. 34)

Mitscherlich wird schließlich der erste Leiter der neu gegründeten Psychosomatischen Universitätsklinik in Heidelberg und später Direktor des neu geschaffenen Instituts für Psychoanalyse in Frankfurt.

Wissenschaft ist in dieser Epoche nicht länger durch eine vornehme Rationalität gekennzeichnet, sondern durch kämpferische Auseinandersetzungen auf dem Hintergrund unterschiedlicher gesellschaftspolitischer Überzeugungen. Die Philosophie hat so wenig das letzte Wort wie die Religion. Es ist die empirische Rationalität, die in der Wissenschaft zunehmend entscheiden soll. Diese wird freilich in der Zeit der 68er in ausgeprägtem Maße politisch interpretiert, es ist die Gesellschaft und ihre Pathologie, die für die Krankheiten des Einzelnen verantwortlich gemacht werden. Es sind vor allem politisch engagierte Gruppen von sehr jungen Menschen, die diese Diskussionen führen, und selbst in den Sitzungen der ehemals vornehmen Fakultäten geht es, wie ich selbst noch erleben konnte, ziemlich hemdsärmelig und raubeinig zur Sache.

Mitscherlichs Nachfolger im Amt des Direktors der Psychosomatischen Klinik Heidelberg, Walter Bräutigam, ist dann wieder der Typus des ernsthaften Gelehrten, des ursprünglich philosophisch orientierten, aber auch des psychotherapeutisch Erfahrenen, der bemüht ist, konzeptuell und therapeutisch zu integrieren, was inzwischen an psychologischem, psychoanalytischem und medizinischem Wissen vorliegt. Traditionelle Psychoanalyse wird nicht länger als das therapeutische Allheilmittel gesehen, sie hat ihre speziellen Indikationen und sie hat ihre Grenzen. Andere, z. B. verhaltensnahe und übende Verfahren werden zunehmend therapeutisch integriert.

Mehr und mehr tritt auch die Psychologie in der Medizin auf den Plan, zunächst aus ihren eigenen Instituten heraus, die aus der Sicht der Mediziner weit außerhalb des klinisch Therapeutischen in der philosophischen Fakultät angesiedelt sind. Aber genau dort, nicht in der Medizin, sind sie in der Lage, diagnostische und therapeutische Methoden und eine wissenschaftliche Empirie zu entwickeln, die z. B. in der psychotherapeutisch-psychosomatischen Medizin bis dahin vermisst wurden. Hinzu kommt, dass das Fach Psychologie im Blick auf die neu eröffnete Möglichkeit, PsychotherapeutIn werden zu können, einen außerordentlichen Zulauf bekommen hat.

Neue gesetzliche Regelungen eröffnen den PsychologInnen (es sind in der Tat überwiegend Frauen) schließlich auch in der Medizin Zugang zur Psychodiagnostik und Psychotherapie. Speziell in der Psychosomatik sind PsychologInnen zunehmend als methodisch gut geschulte MitarbeiterInnen unentbehrlich. Zugleich hat den Anschein, dass das Interesse der Mediziner an dieser Aufgabe eher geringer wird. Es wird allmählich deutlich, dass der medizinische Ausbildungsgang, der bei Physik und Chemie beginnt und sich zur Pathologie vorarbeitet, sehr lang ist, ehe organspezifische Störungen und schließlich auch Behandlungsmaßnahmen gelehrt werden; ehe man mit den PatientInnen diagnostisch (und später therapeutisch) zu sprechen lernt, um so das Krankwerden einer Persönlichkeit unter dem Einfluss ihrer Lebensbelastungen in der persönlichen Geschichte zu verstehen und eine korrigierende Entwicklung in Gang zu bringen. Ab dieser Zeit sind PsychologInnen in der Medizin nicht mehr bereit, Hilfsfunktionen zu übernehmen; sie fühlen sich zunehmend kompetent, psychosomatische Diagnostik und Psychotherapie selbst zu verantworten.

Der Gang der Entwicklung in der Psychosomatik wird besonders deutlich, wenn man die jeweiligen Veröffentlichungen vergleicht: Cremerius sieht in der Psychosomatischen Medizin »eine dynamische Betrachtungsweise von Krankheiten, wie sie von Freud in die Medizin eingeführt und von von Weizsäcker am Krankenbett praktiziert wurde«.

Das Werk »Psychosomatische Medizin« von Bräutigam, Christian und von Rad (1978) ist bereits sehr umfangreich, obgleich es sich im Untertitel »Kurzgefasstes Lehrbuch« nennt: Auf 417 Seiten gibt es einen breiten Überblick über Diagnostik und Therapie der klinisch wichtigsten psychosomatischen Krankheitsbilder sowie von psychosomatischen Problemstellungen, die in den medizinischen Kliniken, z.B. Frauenheilkunde, Hautklinik und Psychiatrie, eine Rolle spielen.

Unser eigenes Buch »Psycho-therapeutische Medizin und Psychosomatik«, ebenfalls in Heidelberg entstanden (Rudolf 1953/2012), beschreibt auf 421 Seiten und unter Mitarbeit zahlreicher MitarbeiterInnen der Psychosomatischen Klinik Heidelberg und anderer Einrichtungen die aus unserer Sicht wichtigsten Aspekte einer psychodynamisch verstandenen Psychosomatik und ihrer psychotherapeutischen Ansätze in einem stationären und ambulanten Setting der Behandlung. Von besonderer Bedeutung ist in Heidelberg die Kooperation mit zahlreichen anderen klinischen oder poliklinischen Bereichen, z. B. mit der internistischen Psychosomatik in der Tradition von Weizsäckers. Darüber hinaus haben sich in Heidelberg alle Kliniken und Abteilungen, die psychiatrisch, psychologisch, psychosomatisch oder psychotherapeutisch arbeiten, zu einem Zentrum zusammengeschlossen, das administrativ relativ unabhängig ist und so dafür sorgen kann, dass keine der kleineren Gruppierungen im Getriebe eines sehr großen Klinikums unter die Räder kommt und verloren geht.

Mich hat zu meiner Zeit das Thema der Struktur der Persönlichkeit, der strukturellen Störung und der strukturbezogenen Psychotherapie in Zusammenarbeit mit der Arbeitsgruppe OPD und in zahlreichen Weiterbildungsveranstaltungen permanent beschäftigt. Dabei war mir insbesondere die konstruktive Zuammenarbeit mit Altersgenossen (wie z. B. U. Rüger, S. O. Hoffmann, M. Cierpka oder I. Seiffge-Krenke) und mit jüngeren Kollegen wie L. Hauten, J. Ehrental, Th. Jakobsen und N. Mönter und C. Oberbracht besonders erfreulich.

Anne schreibt: »Du sprichst immer wieder sehr respektvoll bewundernd (was sonst nicht immer Deine Art ist) von Karl Jaspers. Ich habe, wenn Du mir die Deutung gestattest, den Eindruck, dass Du ihn Dir als idealisierte Vater-Figur ausgewählt hast. Mir erscheint er zuweilen doch recht streng. Vielleicht hättest Du in Deinen ganz frühen Jahren jemanden gebraucht, der weiß, was richtig ist und wo es hingehen soll.«

Erik: »Wenngleich ich mich schwertue, meiner Nichte die Deutungshoheit über meine biographischen Erfahrungen und Sehnsüchte zuzubilligen, muss ich zugeben, dass Du recht hast. Meinen Vater habe ich als 7-Jähriger kennengelernt, als er kriegsbeschädigt aus der Gefangenschaft entlassen wurde und in den folgenden Jahren damit beschäftigt war, beruflich wieder Fuß zu fassen.

Karl Jaspers, vom Lebensalter her eher eine Großvaterfigur, erschien auch mir bei anfänglicher Lektüre streng, respektgebietend klug, ein bewundernswerter, universell Gelehrter. Aber erst die Lektüre seiner zahlreichen Briefwechsel ließ mir seine Persönlichkeit zunehmend verstehbar und auch sympathisch werden. Besonders deutlich wurde er mir in seiner fachlich wertschätzenden Auseinandersetzung mit Heidegger (der mit den Nazis sympathisiert und von ihnen profitiert hatte, ohne sich später eindeutig davon zu distanzieren, während der mit einer jüdischen Frau verheiratete und an dieser Ehe festhaltende Jaspers Berufsverbot hatte und die NS-Zeit nur knapp überlebte).

Umso erstaunter war ich über Jaspers zahlreiche politische Schriften aus der Nachkriegszeit, in denen er ähnlich heftige Kritik äußerte wie die studentische Linke (z. B. in »Die Atombombe und die Zukunft des Menschen«, 1958, »Wohin treibt die Bundesrepublik?«, 1967, und in den folgenden Jahren weitere rund 20 Buch-Veröffentlichungen). Der früher zwar strenge, aber stets vornehm zurückhaltende Gelehrte ergriff Partei, er ermahnte Willy Brandt und kritisierte den Bundeskanzler Kiesinger, er beklagte, dass es in der Bundesrepublik keine wirkliche politische Opposition gäbe und kämpfte heftig gegen die atomare Bewaffnung. Seine philosophisch-wissenschaftliche wie auch seine gesellschaftspolitische Aktivität entfaltete er dann aber von der Universität Basel aus.

So ist mir Jaspers stets ein Ratgeber geblieben, ohne dass ich den Wunsch verspürte, mich mit ihm zu identifizieren. Er bringt mich auch heute noch zum Staunen, wenn ich in seinen Schriften lese. Oder wenn ich mich von ihm anregen lasse, mich immer wieder einmal auf andere Philosophen einzulassen. Freilich wird mir auch deutlich, dass diese meine Vorbilder am ehesten großväterlicher Art sind. Offenbar bleibt mein biographisch begründeter Zweifel: Väter, gibt es die?«

Anne antwortet: »Vielen Dank für Deine Beschreibung. Also bleib, wie Du bist, ich komme damit gut zurecht.«

6.5 Lebensbewältigung durch schriftstellerische Leistungen

Ergänzend zu der Beschreibung des Psychotherapeutischen und Philosophischen wollen wir an dieser Stelle die Sichtweise nochmals etwas erweitern und stichwortartig das einbeziehen, was nachdenkliche Menschen, z. B. Schriftsteller der belletristischen Literatur, zu allen Zeiten über den Menschen und seine Situation gedacht, gesagt und aufgeschrieben haben – und was wir als PsychotherapeutInnen von diesem Verständnis für unsere Arbeit nutzen können.

Werke der Literatur können die Auseinandersetzung des Menschen mit den Grundkonflikten des Lebens besonders gut zum Ausdruck bringen. Das wird für uns als Leser sehr deutlich, wenn wir uns nicht nur mit dem literarischen Werk beschäftigen, sondern auch die die Lebensgeschichte des Autors berücksichtigen. Dann kann es sein, dass wir plötzlich verstehen, welche Lebenssituationen und welche persönlichen Erfahrungen ihn veranlasst haben, sich so zu äußern. Wir ahnen, womit der

Autor selbst in seinem Leben konfrontiert war, welche Glücksmomente er erfahren hat und welche Katastrophen er zu bewältigen hatte.

Auch Patienten sind in gewisser Weise Autoren, die in der Therapie ihren Lebensroman erzählen, und die Therapeuten können sich fragen, was den Patienten bewogen hat, seine Geschichte genau so und nicht anders darzustellen und was noch alles dahinterliegt. Der erzählte Lebensroman des Patienten ist eine gewissermaßen offiziöse Version der eigentlichen verborgenen, zunächst meist verschwiegenen, vielleicht auch weitgehend verdrängten Geschichte, die den Patienten krank werden ließ oder sich in Lebenskatastrophen entladen hat.

In meinen Vorlesungen habe ich zur Veranschaulichung gerne Beispiele aus der belletristischen Literatur verwendet, anhand derer sich die oft immense Spannung zwischen Leben und Werk bekannter Autoren deutlich machen lässt. Der unglückliche Kleist erschießt sich, als er bilanziert, dass er nicht aus seinem lebenslangen Zwiespalt herausfindet, den er in vielen seiner Werke so eindrucksvoll am Beispiel seiner scheiternden Figuren sichtbar gemacht hat.

Der ebenso verzweifelte Rousseau zieht sich endgültig resigniert in die Einsamkeit zurück, als er registriert, dass all seine wissenschaftlichen, philosophischen, künstlerischen Utopien ihm zwar öffentliches Lob einbringen, ihm aber persönlich nicht aus seiner basalen, früh erworbenen Einsamkeit heraushelfen konnten (Rudolf 2020).

Der außerordentlich kreative und erfolgreiche Tolstoi lässt wunderbare Romangestalten anrührend liebevolle Beziehungen finden (und auch tragisch wieder verlieren). Seine eigene Biographie hingegen berichtet vom frühen Verlust seiner Mutter, von der Bewältigung seiner Einsamkeit durch Kontakte mit Prostituierten in jungen Jahren, der Teilnahme an einem Krieg, dem Aufbau einer Art Sekte, der Zeugung zahlreicher Kinder mit seiner Frau, deren künstlerische Entwicklung von ihm unterdrückt wird. Zuletzt flüchtet er als älterer Mann von zu Hause und stirbt einsam auf einer Bahnstation.

Das sind, wenn man so will, Fallgeschichten, ähnlich denen, die man als PsychotherapeutIn kennenlernt. Freilich muss man die biographische Belastung und die schriftstellerische Reaktion darauf im Zusammenhang lesen. Das ist eine gute Übung für Psychotherapeuten, die sich ebenfalls bemühen müssen, verschiedene Aspekte der Geschichte des Patienten zusammenzuführen und sie als Ganzes sehen zu lernen. Es geht dabei nicht um richtig oder falsch, sondern darum, dass jede Wirklichkeit von verschiedenen Seiten betrachtet werden kann. Das leitet über zu einem letzten Punkt. Er betrifft die philosophische Perspektive, aus der man auf die Dinge des Lebens blicken kann.

6.6 Philosophische und wissenschaftliche Perspektiven

Manchen Leserinnen und Lesern macht es Freude, in umfangreichen und anspruchsvollen Büchern herumzulesen, ohne den Anspruch, das Gesamtwerk studiert und verstanden zu haben; sie naschen von etwas, ohne das ganze Menü verzehren zu wollen. Gerade, wenn es sich um Schriften aus weit zurückliegenden Zeiten handelt, entsteht gleichzeitig eine Anmutung von Fremdheit (wie eigenartig zu jener Zeit gedacht und gesprochen wurde) und zugleich von Vertrautheit (dass Menschen schon vor sehr langer Zeit ähnliche Fragen und Empfindungen in sich trugen). Dafür einige kurze Beispiele für Autoren, deren Lektüre immer wieder Freude bereitet:

Aristoteles: »Über die Seele« (384 v. Chr.)

In diesem Buch zu lesen oder auch über seinen Autor (z. B. bei Flashar 2013) zu lesen, ist ein großes Vergnügen, weil hier die abendländischen Wurzeln, nicht nur der Psychologie, sondern auch der Ethik, Logik, Biologie, Metaphysik, Poetik, Kosmologie usw., Erwähnung finden. Man kann einfach nur stolz sein auf einen solchen wissenschaftlichen Vorfahren.

Montaigne, M.: »Essais« (ab 1580)

Ein riesiges, dickes Buch über alles und jedes, das einem gebildeten, philosophisch orientierten französischen Landadeligen assoziativ zum Thema des menschlichen Lebens in den Sinn kommt und in über 100 Kapiteln abgehandelt wird. Bei dieser Gelegenheit hat Montaigne zudem eine neue Textgattung geprägt: den Essay.

Descartes, R.: »Meditationen über die Grundlagen der Philosophie mit sämtlichen Einwänden und Erwiderungen« (1685)

Hier denkt nochmals ein gebildeter Franzose über den Menschen und speziell über sich selbst nach: »Ich frage aber, wer jener Ich ist, von dem ich weiß, dass er ist (…) Ich weiß, dass ich existiere (…) Ich bin nicht jenes Gefüge von Gliedern, das man den menschlichen Körper nennt (…) und doch bin ich irgend etwas (…) Ich bin genau nur ein denkendes Ding (res cogitans), d. h. Geist, Seele, Verstand, Vernunft.« Das beschäftigt uns bis heute. – Bereits 1649 hatte er in »Die Leidenschaften der Seele« psychophysiologische Themen diskutiert und insbesondere die Bedeutung der menschlichen Emotionen diskutiert, z. B. Liebe, Hass, Begierde, Freude, Trauer, Schmerz, Hochmut, Furcht, Kühnheit, Verwunderung, Verachtung, Hochmut, Furcht und viele andere mehr.

Carus, C. G.: »Psyche. Zur Entwicklungsgeschichte der Seele« (1846)
Hier wird erstmals das Unbewusste in dem Sinne beschrieben, in dem es später von der Psychoanalyse verwendet werden wird, und es wird über die noch rätselhaften psychophysiologische Zusammenhänge nachgedacht.

Zuletzt noch ein Buch ganz anderer Art:

Arendt, H., Jaspers, K.: Briefwechsel 1926–1969 (1993)
Hier korrespondiert eine philosophische Schülerin (und später prominente Persönlichkeit der Zeitgeschichte) mit ihrem zweiten Lehrer (der erste war Heidegger). Dabei entsteht über die Jahrzehnte hinweg eine philosophische, intellektuelle und zunehmend emotional vertraute Beziehung, innerhalb derer sehr authentisch auch das politisch-gesellschaftliche und geistige Geschehen der Epoche gemeinsam reflektiert wird. Die ernsthafte Behutsamkeit, mit der beide sich äußern, erinnert mitunter auch an ein psychotherapeutisches Gespräch.

Wer den Beruf der Psychotherapeutin, des Psychotherapeuten ausübt, hat es ständig mit den oben an literarischen Beispielen angeführten Themen zu tun. Die Psychotherapie-Patienten sind in gewisser Weise auch Autoren, die in dem oft langen Behandlungsverlauf ihren Lebensroman aus immer neuen Perspektiven sehen und beschreiben und sich dabei in ihrer Vielschichtigkeit und Widersprüchlichkeit kennenlernen. Die Therapeutin begegnet dabei vielem, das sie auch aus den oben erwähnten Büchern erfahren konnte.

7 Was den Menschen ausmacht: Versuche einer Synopsis

Die psychotherapeutische Auseinandersetzung mit der Lebensgeschichte, den Lebensproblemen, den Krankengeschichten und den Bewältigungsbemühungen unserer PatientInnen zeigt sich uns in zahlreichen Kontexten, die sowohl psychodynamisch als auch philosophisch, anthropologisch gelesen werden können.

Der Mensch ist leiblich: der biologische Aspekt

Von der Geburt bis zum Tod erlebt der Mensch Stufen seiner leiblichen Entwicklung und seines körperlichen Funktionierens.

Seine sensorische Neugier ist auf die Dinge der Welt und auf die eigene Person, den eigenen Körper ausgerichtet.

Seine regelmäßig einsetzende orale Appetenz kann sich bis zur Gier und Sucht steigern oder auch vorübergehend erlöschen.

Von klein auf begleitet ihn seine zuweilen spielerische, oft auch aggressiv drängende motorische Handlungsbereitschaft.

Erotische Interessen und triebhaft sexuelle Bedürfnisse begleiten ihn das ganze Leben hindurch.

Aristoteles sagt: »Deine Seele ist Wesen und Essenz deines lebendigen Körpers. Du hast nicht eine Seele jenseits deines Körpers, sondern du bist dein beseelter Körper.« Eine Sichtweise, die religiösen Vorstellungen einer unsterblichen Seele beiseitelässt und stattdessen auf deren Grundlage in der menschlichen Leiblichkeit hinweist.

Dazu Gadamer: »Die Seele ist nicht ein Teilbereich, sondern das Ganze des leiblichen Daseins des Menschen noch einmal. Aristoteles hat es gewusst: Die Seele ist die Lebendigkeit des Leibes.«

Zunächst ist – bezogen auf das Leibliche – die Rede von den vitalen Bedürfnissen des Menschen, die er psychisch erlebt und die ihn zu körperlichen Vollzügen drängen, im Psychodynamischen eine Triebkonzeption. Im Unterschied zu der christlich-religiösen Anschauung (die unsterbliche Seele – der sterbliche Körper) betont die aristotelische Sicht den beseelten Körper, der nach seinem Tod zur Materie zurückkehrt (»Staub zu Staub«).

Was bleibt, sind das Erinnern und die Zuneigung der Weiterlebenden. Die oder der Verstorbene bleibt für eine Weile in unseren Gedanken und Gefühlen lebendig. Das macht die Vorstellung von der »armen Seele«, die nach dem Tod des Körpers gequält durch die Welt irrt oder gar bis zum Jüngsten Tag in der Hölle schmort, entbehrlich. Der gestorbene Leib ist zur Natur zurückgekehrt, die verstorbene Person bleibt in der Erinnerung ihrer Mitmenschen für einige Zeit lebendig.

Der Mensch ist intentional und emotional: der Aspekt der Beziehung

Meine früheren Veröffentlichungen (»Krankheiten im Grenzbereich von Neurose und Psychose«, 1977, 1987) beschäftigen sich mit dem Erleben des Ich und der zwischenmenschlichen Beziehungen bei Patienten mit konfliktneurotischen Störungen einerseits und Persönlichkeitsstörungen andererseits. Die Auflage von 1987 enthält ein ergänzendes Kapitel zu dem Begriff der Intentionalität, seiner Geschichte und klinischen Verwendbarkeit für das Verständnis schwer ausgeprägter psychischer

Störungen. Der Text bezieht sich auf Schultz-Henke (1957), der das Konzept des Intentionalen von Husserl übernommen hat. Dieser verwendet in seiner Phänomenologischen Psychologie (1928) den Begriff des »intentionalen Erlebnisses«. Der Begriff beschreibt die Tatsache, dass sich in der intentional gerichteten Wahrnehmung einerseits der Objektbezug konstituiert und zugleich damit ein spezifisches subjektives Erleben verbunden ist: »Ich erfahre mein inneres seelisches Erleben und zugleich mein intentionales Gerichtetsein auf die Welt.« Diesen doppelten Aspekt des Ausgerichtetseins auf etwas hat Schultz-Henke in seiner klinischen Verwendung des Intentionalitätsbegriffs besonders hervorgehoben.

Darauf bezogen lassen sich klinisch die intentionale Störung – das Erlöschen einer emotional interessierten Ausrichtung und die daraus resultierenden Fremdheitserlebnisse und Beziehungsstörungen – beschreiben, wie sie z. B. für schizoide Patienten kennzeichnend sind. Das therapeutische Bemühen ist es in diesem Fall, die beschädigte intentionale Brücke zwischen dem wenig erlebenden Ich des Patienten und seinem fremd gewordenen Objekt wieder begehbar zu machen. Das bedeutet, die Entfaltung und Reifung der Intentionalität des Patienten zu fördern und damit die emotionale Beziehung zwischen seinem Ich und seinen Objekten zu beleben. Die therapeutische Aufmerksamkeit richtet sich dabei weniger auf intrapsychische Vorgänge beim Patienten (z. B. seine Triebkonflikte) als vielmehr auf die intentional-kommunikative Ausrichtung des Patienten. Diese unter Umständen wenig entwickelte bzw. verloren gegangene Funktionen des emotionalen Interesses gilt es, in der Psychotherapie der schweren Persönlichkeitsstörungen therapeutisch zu beleben und zu fördern.

Während es in der psychotherapeutischen Diskussion um das Thema der Intentionalität eher still geworden ist, taucht es in jüngerer Zeit mit überraschender Selbstverständlichkeit in einem grundlagenwissenschaftlichen Kontext wieder auf. So beschreibt Tomasello in seinem Buch über die Entwicklung spezifisch menschlicher Denkprozesse (»Eine Naturgeschichte des menschlichen Denkens«, 2014, S. 9), »dass Menschen andere nicht nur als intentionale Akteure verstehen, sondern auch ihre Köpfe mit Anderen in Akten geteilter Intentionalität zusammenstecken« (z. B. bei gemeinschaftlichen Aktionen, etwa bei der Jagd). Aus der geteilten Intentionalität resultieren konkrete Akte gemeinschaftlichen Problemlösens, bis hin zur Bildung komplexer kultureller Institutionen. Auch hier steht also die Hypothese geteilter Intentionalität im Vordergrund:

- Menschen sind intentional auf etwas/jemanden ausgerichtet und sie können sich dessen bewusst werden.
- Sie können sich auf diese Weise zugleich Vorstellungen vom Verhalten und den Zielen anderer Menschen machen.
- Darüber hinaus können sie sich auch in einem Wir-Interesse zusammentun und Formen der zielgerichteten sozialen Kooperation entstehen lassen (z. B. in der Gemeinsamkeit der Arbeit, der Jagd, bei gemeinsamem Essen oder gemeinsamer Verteidigung und natürlich auch in der Sexualität).

Husserl hatte dazu sinngemäß gesagt: Du hast die Möglichkeit, den Lichtstrahl Deines Interesses auf Dich selbst zu richten und Dich dadurch selbstreflexiv zu verstehen, oder ihn auf andere zu wenden und den anderen empathisch zu verstehen. Sorge also für ausreichende Möglichkeit, mit Dir selbst in Kontakt zu kommen und Dich in andere einzufühlen.

Hier wird beschrieben, was zwischen zwei Subjekten entstehen kann: eine intentional gerichtete, emotional getönte wechselseitige Bezogenheit als Voraussetzung für Einfühlung, Bindung und Beziehung, ein Vorgang, der bereits im Säuglings- und Kleinkindalter als prägende Erfahrungen beginnt und in jeder mitmenschlichen Beziehung eine zentrale Rolle spielt.

Diese Bezogenheit ist die Brücke, über die der eine zum anderen findet; eine Brücke, die aber beim Vorliegen früher Entwicklungsdefizite und struktureller Störung brüchig ist oder gar nicht entstanden ist und folglich dem Patienten nicht für das Verständnis seiner Mitmenschen zur Verfügung steht.

Diese etwas trocken-theoretisch wirkenden Aussagen sind gleichwohl von großer Bedeutung für das Verständnis der Selbstreflexion des einzelnen Menschen, aber auch für das grundsätzliche Zustandekommen sozialer Strukturen und das Verständnis ihrer Kohärenz – also zentral wichtige Voraussetzungen für die Entwicklung menschlicher Kulturen.

Der Zusammenschluss von Individuen in gemeinsamen Interessen (d.h. in geteilter Intentionalität, z.B. bei der Jagd, beim Essen, bei Verteidigung oder Angriffen) ist eine wichtige Entwicklung, die in der Geschichte der Menschheit Neues im Sinne von Gemeinsamkeit ermöglicht hat. Freilich besteht zugleich das Risiko, dass eine Sozietät die andere als Bedrohung erlebt und sich entschließt, sie zu anzugreifen und abzuwehren, bevor sie für das Eigene zur Gefahr wird. Davon hören wir täglich in den Nachrichtensendungen, die z.B. von Kriegsereignissen berichten.

Der Mensch kann sich selbst zum Gegenstand seines Denkens nehmen: der Aspekt der Selbstreflexion

Menschen befinden sich im wachen Zustand in einer psychischen, speziell emotionalen Verfassung, die sie sich bewusst machen können.

Platon fordert auf: »Erkenne dich selbst, deine Situation, deine Grenzen«. Das heißt, dass Menschen über sich selbst nachdenken können und versuchen sollten, sich selbst zu verstehen.

Darüber hinaus können sie auf diese Weise dem Geschehen in der Welt einen Sinn zuschreiben.

Sie können das Ergebnis ihres Nachdenkens in der Logik der Sprache ausdrücken und sich mit anderen darüber verständigen.

Indem man denkt, kann man selbst, was man denkt, in Zweifel ziehen. So entsteht das für Menschen so charakteristische Phänomen der Überlegung (Tugendhat 2009).

Selbstreflexives Denken verweist auf Zeitlichkeit, Geschichtlichkeit und damit auch auf Gewissheit des eigenen Todes. »Der begrenzenden eigenen Zeit kannst Du die Vielfalt eigener Geschichten und die Teilhabe an zahllosen Geschichten anderer entgegenstellen.« (Marquard 2015, S. 272)

Menschen können ihr selbstreflexiv wahrgenommenes Verhalten anhand von allgemeinverbindlichen ethischen Maßstäben selbst bewerten.

Die Fähigkeit des Individuums zur Selbstreflexion wird als eine für das wachsende Selbstverständnis, für die realistische Einschätzung eigener Möglichkeiten und Grenzen und für die Entfaltung ethischer Prinzipien bedeutsame Kompetenz beschrieben. Sich selbst, die eigene innere Welt, ihre Geschichte, die dort gespeicherten Erfahrungen und Entwicklungen reflektieren zu können ist eine wichtige Voraussetzung für die Entwicklung einer realistischen Sicht auf das bisherige eigene Leben, auf situative Geschehnisse und auch für den Entwurf der eigenen Zukunft.

Der Mensch ist sozial und kommunikativ: Gemeinschaft und Geschichte

Der Mensch lebt emotional bezogen auf die eigene Herkunftsfamilie, Partnerschaft, Familie, Freundesgruppe, seine Ethnie und auf die sozialen Gemeinschaften, denen er angehört.

Gegenüber anderen und Fremden erlebt er Neugier und freundliches Interesse, aber unter bestimmten Umständen auch Tendenzen der misstrauischen oder feindseligen Abgrenzung.

Die überkommenen Wertüberzeugungen und Mythen seiner Sozietät, die eigene Sprache und eigene Geschichte haben für ihn eine positive Bedeutung im Sinne einer geistigen Heimat.

Die eigene Geschichte erscheint, von außen betrachtet, als »eine Insel menschlicher Sinngebung im unendlich gleichgültigen Meer von Raum und Zeit« (Schmid 2012).

Der begrenzenden eigenen Zeit kann ein Mensch die Vielfalt der Geschichte und die Teilhabe an zahllosen Geschichten anderer entgegenstellen.

In der Geschichte und Kultur leben Menschen aus allen Zeiten weiter (Marquard 2015).

Der diagnostische Blick auf den Einzelnen muss notwendigerweise ergänzt werden durch den Blick auf die Gemeinschaft, in der er aufgewachsen ist, und auf jene, in der er jetzt lebt. Er ist als soziales Wesen immer Teil eines größeren Ganzen. Ein nicht geringer Teil der therapeutischen Arbeit gilt dem Verständnis dieser Doppelung. Ich als Individuum und ich als Teil einer größeren Gemeinschaft, vielfach gegliedert: meine Herkunft, meine Familie, meine Sozietät, meine Lebensgemeinschaft, meine Interessengruppe, meine Glaubensgemeinschaft, meine intellektuelle Heimat.

Der Mensch jenseits der Natur: der wissenschaftlich-technische Gesichtspunkt

Menschen entwickeln seit jeher naturwissenschaftlich fundierte Techniken und Produktionsweisen.

Sie etablieren technische Systeme der Information, Kommunikation und Produktion.

Sie gestalten Gefüge von wirtschaftlichen, wissenschaftlichen, kommunikativen und politischen Systemen.

Soziale Systeme, Technik, Medien entwickeln sich ständig weiter und beeinflussen in hohem Maße das Leben des Einzelnen. Innerhalb der sozialen Systeme entstehen immer wieder starke Spannungen zwischen Teil-Gruppen, die unterschiedliche politische, soziale oder wirtschaftliche Zielsetzungen verfolgen.

Auf keinem anderen Gebiet kollidieren die Hoffnungen auf Verbesserungen der menschlichen Lebensbedingungen durch technische Entwicklungen so stark mit begründeten Befürchtungen bezüglich längerfristig zerstörerischer Entwicklungen im technischen, industriellen und militärischen Bereich. Mit diesem Widerspruch gilt es sich politisch auseinanderzusetzen.

Menschen strukturieren ihre Gemeinsamkeit: der politische Aspekt

Menschengruppen entwickeln politische Ideen des Zusammenlebens in der Gesellschaft und versuchen, dafür Mehrheiten zu gewinnen.

Politische Überzeugungen sind stets wertbesetzt und daher umkämpft.

Politische Ämter geben dem Einzelnen eine Verantwortung für die Gestaltung des gesellschaftlichen Ganzen.

Politische Überzeugungen sind ebenso umkämpft wie einst religiöse Einstellungen. Die Teilnahme am politischen Leben gilt als staatsbürgerliche Pflicht mit dem Ziel, die Entwicklung des Ganzen im Interesse aller Einzelnen mit zu verantworten. Freilich ist die Versuchung groß, sich dabei persönliche und finanzielle Vorteile zu schaffen oder zumindest den eigenen Narzissmus auszuleben.

Gruppen mit unterschiedlichen politischen Wertüberzeugungen ringen um die Regierungsmacht im Staat und damit um die Möglichkeit, das Leben des Einzelnen und das Zusammenleben aller entsprechend ihren Vorstellungen zu gestalten. Dazu gehört auch die Art der Beziehung zu benachbarten Ländern und Kulturen, wobei einerseits freundlicher Austausch propagiert, andererseits im Lauf der Geschichte immer wieder auch Auseinandersetzungen realisiert werden. Dabei vergrößern die stetig wachsenden technischen Möglichkeiten das Risiko, die Grundlagen des menschlichen Lebens nachhaltig oder auch endgültig zu zerstören.

Der Mensch vermag eine Welt der Kunst zu gestalten: der Aspekt des Kreativen

Jenseits der wissenschaftlichen, technischen, wirtschaftlichen und politisch geprägten Realität seiner Gesellschaft vermag der Mensch eine weitere eigene Welt zu gestalten, indem er sein Erleben in symbolischen Formen der Kunst kreativ zum Ausdruck bringt. Dazu gehören neben der Bildenden Kunst auch Literatur, Musik, Theater, Architektur, Gartenbau und anderes mehr.

»Nur der Mensch ist in der Lage, der Welt Bedeutung zu geben«, sagt Ernst Cassirer (2007) im Vorwort zu »Versuch über den Menschen«. Der Mensch, so führt er aus, lebt in einem symbolischen Universum, das er selbst geschaffen hat, indem er Kultur entwickelte, d.h. Sprache, Kunst, Geschichte, Mythen, Religion, Wissenschaft. Das alles sind symbolische Formen, die der menschliche Geist auszubilden vermochte. Cassirer sieht darin Werkzeuge für den Aufbau des menschlichen Universums, Organe der menschlichen Selbsterkenntnis. Auch Kunst »vermag in besonderer Weise die gesamte Sphäre menschlicher Erfahrung und menschlichen Erlebens zu durchdringen«.

Cassirer bietet damit etwas an, das sich mit dem psychotherapeutischen Denken gut verknüpfen lässt und im weitesten Sinne als Kulturtheorie bezeichnet werden kann. Durch seine Fähigkeit, das, was in ihm vorgeht, zu objektivieren, indem er als Künstler symbolische Formen schafft, überwindet der

Mensch zugleich die Grenzen seiner Endlichkeit und die damit verbundene Angst. In anderen Konzeptionen wäre das die Aufgabe der Religion.

> Der Künstler wählt einen bestimmten Ausschnitt der Wirklichkeit, aber dieser Selektionsprozess ist gleichzeitig ein Prozess der Objektivierung. Sobald wir uns seine Perspektive zu eigen gemacht haben, sind wir genötigt, die Welt mit seinen Augen zu betrachten. (…) Ist uns die Welt einmal auf diese Weise enthüllt worden, so nehmen wir sie auch weiterhin in dieser Gestalt wahr. (Cassirer 2007, S. 224)

Sowohl durch die Kunst als auch in der Psychotherapie wird es möglich, »dass die Seele eine neue Einstellung zu ihren eigenen Empfindungen erlangt«. »Die Seele erlebt Mitleid und Furcht, aber statt von den Gefühlen verstört und beunruhigt zu werden, erlangt die Seele eine neue Einstellung und wird in einen Zustand der Gelassenheit und Ruhe versetzt.« (ebd., S. 228)

So können dafür begabte Menschen ihre (schwierigen) Erfahrungen des Lebens künstlerisch zum Ausdruck bringen und damit auch bewältigen. In der Begegnung mit der Kunst gewinnt der Einzelne Anteil an den Erfahrungen aller Menschen und an ihren kulturellen Leistungen. Das Thema der Kunst berührt somit vieles zugleich: das private Sein, die gesellschaftliche Rolle, die künstlerische Kreativität und die geistige Heimat des Einzelnen und seiner historisch gewachsenen Gemeinschaft.

Psychotherapeuten begegnen unter ihren Patienten immer wieder auch künstlerisch engagierten Menschen. Dabei ist es nicht immer einfach, zu unterscheiden, ob es sich dabei um das Gestaltungsbedürfnis eines künstlerisch befähigten Menschen oder um das Geltungsbedürfnis einer narzisstischen Persönlichkeit handelt. Zuweilen kann eine solche Unterscheidung erst spät im Leben oder gar erst nach dem Tod des Künstlers getroffen werden (vgl. das Beispiel des Malers James Ensor; Rudolf 2022).

So gesehen kann man auch Psychotherapie als eine Kunstform betrachten, an der zwei Künstler gestaltend und interpretierend zusammenarbeiten: der Patient, der immer wieder Themen hereinbringt, Geschichten erzählt, Motive entdeckt, Erfahrungen vorsichtig umkreist und sich allmählich tiefer hineinbegibt. Der Therapeut, der seine Patienten zum Weitermachen ermutigt, der das Gefundene für seinen Patienten aufbewahrt, Teilstücke nebeneinanderlegt, Parallelen aufzeigt, auf Lücken hinweist, sodass sich nach und nach Themen zusammenfügen und die dahinterliegende Geschichte eines Lebens als in sich sinnvolles Ganzes erkennbar und verstehbar wird.

Von der *cura sui* zur sozialen Verantwortung

In den späten Vorlesungen von Foucault, die als Transkripte veröffentlicht sind, diskutiert er die in der Antike gebräuchliche Formel der *cura sui*. Sie besagt: »Du musst für dich selbst, du musst für deine Seele sorgen.« Als Voraussetzung dafür galt etwas, das auch in der heutigen psychotherapeutischen Praxis eine wichtige Rolle spielt: »Du musst mit dir selbst vertraut werden, du musst deine Seele entwickeln, pflegen, ausbilden.« Beides wurde jungen Menschen in der Antike durch einen seelischen Begleiter vermittelt. Ziel seiner Bemühung war es, dass der junge Erwachsene sich selbst zu beeltern und zu verantworten lernt. Wenn etwas unter ungünstigen familiären Bedingungen nicht entwickelt werden konnte, muss oder zumindest kann eine seelische Entwicklung therapeutisch gefördert und nachgeholt werden. Diese Logik, die auch der heutigen Psychotherapie zugrundeliegt, ist, wie Foucault zeigt, bereits ein zentrales Thema der antiken Philosophie. Viele ihrer Aussagen bieten eine hilfreiche Orientierung auch für das psychodynamische Verständnis des heutigen Menschen und tragen dazu bei, eine psychotherapeutische Haltung zu entwickeln (Foucault 2004).

Das philosophische Denken als spezielle Form der menschlichen Selbstreflexion ist eine Antwort auf das Erleben von ängstigenden Erfahrungen und deprimierenden Lebensnöten. Auch Psychotherapie suchende Patienten werden von solchen Nöten gepeinigt. Sie suchen nach Sinngebungen, nach Lösungen, nach Ent-Ängstigung, Ent-Schuldigung, nach Lebenswegen, die zum Besseren hinführen. Dabei sind sie häufig zweifach gefesselt, zum einen an die tiefsitzenden, schmerzlich enttäuschenden und zugleich prägenden Erfahrungen ihres Lebens und zum anderen an die Sehnsucht, dass alles ideal gut werden möge. Dass solche hochgesteckten und in sich widersprüchlichen Ziele sich auch durch Psychotherapie nicht vollumfänglich verwirklichen lassen, liegt auf der Hand.

Philosophische Aussagen verweisen auf die Möglichkeiten, mit dem Schwierigen so kreativ umzugehen, dass es ertragen, bewältigt und auch überwunden werden kann. Letztlich geht es darum, unvermeidliche Gegebenheiten des Lebens akzeptieren zu lernen und eine eigene Einstellung dazu zu finden. Es ist immer damit zu rechnen, dass Menschen, wie Kleist es ausdrückt, auf die Gebrechlichkeit der Welt stoßen. Dort gibt es keine Garantie, nach Verdienst behandelt zu werden. Menschen müssen lernen, mit der Erfahrung einer ungerechten Welt und mit der eigenen Versehrtheit umzugehen. Dazu sagt Sartre, sinngemäß zusammengefasst: Der Mensch existiert, indem er sich verwirklicht. Du hast die Freiheit, Dich zu entscheiden. Allein die Wirklichkeit zählt, also handle. Die Angst des existenziellen Alleingelassenseins kannst Du aushalten.

Das menschliche Leben zwischen schicksalhaftem Erleiden und verantwortetem Handeln

Wer sich als TherapeutIn in Patienten hineinzudenken versucht, benötigt ein klinisch-psychologisches Wissen, wie es in den Anfangskapiteln dieser Schrift kurz zusammengefasst wurde – aber unverzichtbar ist auch ein Verständnis des Menschen, wie es am ehesten von Schriftstellern und Philosophen vermittelt werden kann. Abschließend nochmals zusammenfassend einige prägnante literarische Beispiele dafür:

Kleist

Man muss damit zu rechnen, dass Menschen, wie Kleist es ausdrückt, auf die »Gebrechlichkeit der Welt« treffen. Das war auch sein Schicksal als adeliger »Kindersoldat« und als kritischer Intellektueller in einer ständisch geprägten Gesellschaft. In ihr gibt es keine Garantie für die Sicherheit, nach Verdienst behandelt zu werden. So ist es nicht zu vermeiden, dass Menschen durch die Erfahrungen ihres Lebens auch schmerzlich enttäuscht werden. Sie müssten lernen, mit der Erfahrung einer ungerechten Welt und der eigenen Versehrtheit umzugehen, Hilfe anderer in Anspruch zu nehmen und anderen Hilfe zuteilwerden zu lassen. Kleists Suizid am Kleinen Wannsee – der nicht literarische Fantasie ist, sondern biographisches Ereignis – zeigt, dass Menschen an solchen Lebensbedingungen auch scheitern und zerbrechen können.

Jaspers

Jaspers bezeichnet die Möglichkeit zu scheitern als Bestandteil der Freiheit. Wer die Freiheit des Handelns beansprucht, muss auch die Möglichkeit des Irrtums und des Scheiterns akzeptieren. So gehören beide nach Jaspers geradezu zum »Adel der Freiheit«.

Sartre

Der Mensch existiert, indem er sich verwirklicht, schrieb Sartre. Du hast die Freiheit, dich zu entscheiden. Allein die Wirklichkeit zählt, also handle. Die Angst des existenziellen Alleingelassenseins kannst du aushalten. Selbstverwirklichung erfolgt nicht durch Rückwendung auf sich, sondern durch die Suche nach einem Ziel außerhalb von dir selbst.

Marquard

Marquard betont: Der Mensch ist nicht nur das handelnde, sondern auch das erleidende Wesen. Er ist »mehr seine Widerfahrnis als seine Leistungen«. Dir widerfährt vieles, mit dem du bewältigend umgehen musst. Er sagt auch: Selbstreflexives Denken verweist auf Zeitlichkeit, Geschichtlichkeit und damit auch auf die Gewissheit des eigenen Todes. Der begrenzenden eigenen Zeit kannst du die Vielfalt eigener Geschichten und die Teilhabe an den Geschichten der anderen entgegenstellen. In der Geschichte und Kultur generell leben Menschen aus allen Zeiten weiter, das gilt auch für dich.

Husserl

Husserl führt sinngemäß aus: Du hast die Möglichkeit, den Lichtstrahl deiner Intentionalität auf dich selbst zu richten und dich dadurch selbstreflexiv zu verstehen. Du kannst ihn auf andere wenden und dadurch den anderen empathisch verstehen. Aus deinem Verstehen resultiert deine Verantwortung, die Sorge um dich selbst und um deinen Nächsten.

Plessner

Plessner erklärt: Der Mensch ist auf seine soziale Rolle verwiesen, ohne durch sie definiert zu werden. Du lebst eine fundamentale Doppelgängerexistenz, indem du im sozialen Außen eine Rolle spielst, die es dir gewährt, zugleich eine private Existenz zu leben. Schütze dein soziales Außen, aber nimm es nicht zu ernst und erfreue dich an den Möglichkeiten deiner privaten Existenz.

Solche Aussagen lassen einen gemeinsamen Nenner erkennen: Es gilt, sich von negativen Erfahrungen nicht lähmen zu lassen, sondern das unvermeidliche Leiden als Teil des Lebens zu akzeptieren, ferner, nicht dabei stehenzubleiben, sondern sich dem Gang des Lebens, der Gesellschaft, den Mitmenschen und ihrer Geschichte zuzuwenden und daran Anteil zu nehmen, sodass ein tragfähiges Miteinander entstehen kann. Psychotherapeutisch erreichbar ist ein Akzeptieren des Lebens generell und speziell der eigenen lebensgeschichtlichen Entwicklung.

Anne an Erik: »Eindrucksvoll finde ich Deine Philosophen schon, aber ich fürchte, sie sie sind etwas für ältere Menschen. Ich habe nun einen zunehmend interessanten psychotherapeutischen Beruf, seit einiger Zeit auch einen netten Partner, wir werden irgendwann heiraten und ich wünsche mir Kinder. Dass unsere Gegenwart nicht die beste aller Welten zur Verfügung stellt, ist mir klar. Aber sie ist schon deutlich zivilisierter als die Welt, in der Du aufgewachsen bist. Es geht trotz aller Krisen auch voran, ich bin zuversichtlich. Mach Dir also mal nicht zu viele Gedanken.«
Erik an Anne: »Danke für Deine Intervention. Ich werde es dieses Jahr endgültig aufgeben, Jüngere belehren zu wollen. Versprochen! Die Zuversicht, dass die Welt ständig besser wird, schreibe ich Deinem jugendlichen Optimismus zu. Angesichts des Krieges im Osten muss man leider bezweifeln, dass Menschen, insbesondere Männer, durchweg vernunftgesteuerte, kulturorientierte Wesen sind. Trotzdem würde ich gern noch ein Weilchen leben, zumal ich letztes Jahr nochmals eine altersadäquate Frau geheiratet habe.«
Anne: »Ich wusste es, Du tust unbeirrt, was Du für richtig hältst. Also wünsche ich Dir viel Glück dabei!«

Literatur

Adler G (1952). Zur analytischen Psychotherapie. Zürich: Rascher.

Aeppli E (1943). Der Traum und seine Bedeutung. Zürich: Rentsch.

Arbeitskreis OPD (2014). Operationalisierte psychodynamische Diagnostik. Das Manual für Diagnostik und Therapieplanung. 3. Aufl. Bern: Huber.

Arendt H, Jaspers K (1987). Briefwechsel 1926–1969. München: Piper.

Aristoteles (o.J.). Über die Seele. Berlin: Akademie-Verlag 1983.

Assmann J (2018). Achsenzeit. Eine Archäologie der Moderne. München: C. H. Beck.

Balint M (1966). Die Urformen der Liebe und die Technik der Psychoanalyse. Stuttgart: Klett.

Balint M (1970). Therapeutische Aspekte der Regression. Die Theorie der Grundstörung. Stuttgart: Klett.

Bollnow OF (1956). Das Wesen der Stimmungen. Frankfurt/M.: V. Klostermann.

Bormuth M (2002). Lebensführung in der Moderne. Karl Jaspers und die Psychoanalyse. Stuttgart: Frommann-holzboog.

Boss M (1954). Der Traum und seine Auslegung. Bern: Huber.

Bloch E (1985). Antike Philosophie. Frankfurt/M.: Suhrkamp.

Brun R (1954). Allgemeine Neurosenlehre. Basel: Schwabe.

Bräutigam W (1961). Psychotherapie in anthropologischer Sicht. Stuttgart: Enke.

Bräutigam W, Christian P, Rad M v (1992). Psychosomatische Medizin. Ein kurzgefasstes Lehrbuch. Stuttgart: Thieme.

Buytendjk FJ (1956). Allgemeine Theorie der menschlichen Haltung und Bewegung. Berlin: Springer.

Carus CK (1846). Psyche. Zur Entwicklungsgeschichte der Seele. Pforzheim: Flammer und Hoffmann.

Cassirer E (2007). Versuch über den Menschen. Einführung in eine Philosophie der Kultur. Hamburg: Verlag Felix Meiner.

Cassirer E (2011). Zur Logik der Kulturwissenschaften. Hamburg: Felix Meiner.

Chomsky N (2016). Was für Lebewesen sind wir? Berlin: Suhrkamp.

Condrau G (1962). Angst und Schuld als Grundprobleme der Psychotherapie. Bern: Huber.

Cremerius J (1978). Zur Theorie und Praxis der Psychosomatischen Medizin. Frankfurt/M.: Suhrkamp.
Davis M (1960). Der junge Mann und das Geschlecht. Stuttgart: Günther.
Delius L (1966). Psychovegetative Syndrome. Stuttgart: Thieme.
Descartes R (1984). Die Leidenschaften der Seele. Hamburg: Felix Meiner.
Descartes R (1997). Von der Methode des richtigen Vernunftgebrauchs in der wissenschaftlichen Forschung. Hamburg: Felix Meiner.
Dilthey W (1984). Das Wesen der Philosophie. Hamburg: Felix Meiner.
Dührssen A (1962). Katamnestische Untersuchungen bei 1004 Patienten nach analytischer Psychotherapie. Z Psychosom Med; 8: 94–114.
Dührssen A (1972). Analytische Psychotherapie in Theorie, Praxis und Ergebnissen. Göttingen: Vandenhoeck & Ruprecht.
Dührssen A (1981). Die biographische Anamnese unter tiefenpsychologischem Aspekt. Göttingen: Vandenhoeck & Ruprecht.
Dührssen A (1988). Dynamische Psychotherapie. Berlin, Heidelberg: Springer.
Engelhardt D v, Gerik HJ (Hrsg) (2009). Karl Jaspers im Schnittpunkt von Zeitgeschichte, Psychopathologie, Literatur und Film. Heidelberg: Mattes.
Fahrenberg J (2011). Annahmen über den Menschen. Kröning: Asanger.
Federn P (1956). Ich-Psychologie und die Psychosen. Basel, Meng.
Flashar H (2013). Aristoteles. Lehrer des Abendlandes. München: C. H. Beck.
Foucault M (1996). Der Mensch ist ein Erfahrungstier. Frankfurt/M.: Suhrkamp.
Foucault, M (2004). Hermeneutik des Subjekts. Vorlesung am College de France 1981/82. Frankfurt/M.: Suhrkamp.
Frankl VE (1998). Der leidende Mensch. Anthropologische Grundlagen der Psychotherapie. Bern: Huber.
Fuchs T, Iwer L, Micali S (2018). Das überforderte Subjekt. Zeitdiagnosen einer beschleunigten Gesellschaft. Frankfurt/M.: Suhrkamp.
Gerhardt U (2009). Karl Jaspers im Zwielicht der Geschichte. In: Engelhardt D v, Gerik HJ (Hrsg). Karl Jaspers im Schnittpunkt von Zeitgeschichte, Psychopathologie, Literatur und Film. Heidelberg: Mattes; 231–274.
Gadamer HG (1993). Über die Verborgenheit der Gesundheit, Frankfurt/M.: Suhrkamp.
Gebsattel VE v (1954). Prolegomena einer medizinischen Anthropologie. Berlin: Springer.

Gerber B (2020). Warum die Medizin die Philosophie braucht. Bern: Hogrefe.

Grünewald E (1962). Die personale Projektion. München: Reinhardt.

Hauten L (2021). Tiefenpsychologische Psychotherapie (TP). Stuttgart: Schattauer bei Klett-Cotta.

Herzog W et al. (2022). Focal psychodynamic therapy, cognitive behavior therapy and optimized treatment as usual in female outpatient with anorexia nervosa. Lancet Psychiatry; 9(4): 280–290.

Heiss R (1956). Allgemeine Tiefenpsychologie, Theorie und Praxis. Bern: Huber.

Husserl E (1928). Die phänomenologische Methode. Ausgewählte Texte. Stuttgart: Reclam 2006.

Jaspers K (1949). Vom Ursprung und Ziel der Geschichte. München: Piper.

Jaspers K (1950). Einführung in die Philosophie. Zürich: Artemis.

Jaspers K (1958). Wesen und Kritik der Psychotherapie. München: Piper.

Jaspers K (1966). Wohin treibt die Bundesrepublik? München: Piper.

Jaspers K (1966). Antwort. Zur Kritik meiner Schrift Wohin treibt die Bundesrepublik? München: Piper.

Jaspers K (1974). Kleine Schule des philosophischen Denkens. München: Piper.

Jaspers K (1978). Notizen zu Martin Heidegger. München: Piper.

Jaspers K (2000). Was ist der Mensch? München: Piper.

Jaspers K (2016). Korrespondenzen: Psychiatrie. Medizin. Naturwissenschaften. Göttingen: Wallstein.

Jaspers K (2016). Korrespondenzen: Politik. Universität. Göttingen: Wallstein.

Kant I (1789). Anthropologie in philosophischer Sicht.

Kernberg OF (1977). The structural diagnosis of borderline personality organization. In: Hartacollis P (Hrsg). Borderline Personality Disorders. New York: International Universities Press; 87–121.

Kernberg OF (2012). Suicide prevention for psychoanalytic institutes and societies. J Am Psychoanal Assoc; 60: 707–719.

Kleist H v (2001). Sämtliche Werke. München: dtv.

Längle A (2014). Lehrbuch zur Existenzanalyse. Grundlagen. 2. Aufl. Wien: facultas.

Lersch P (1931). Gesicht und Seele. München: Reinhardt.

Lieberz K, Adamek L, Krumm B (Hrsg) (2021). Die Richtlinienpsychotherapie. Univ.-Bibliothek Heidelberg.

Marquard U (2015). Zukunft braucht Herkunft. Philosophische Essays. Stuttgart: Reclam.

Mitscherlich A (1968). Krankheit als Konflikt. Studien zur psychosomatischen Medizin. Frankfurt/M.: Suhrkamp.

Mönter, N (2022). Religiöser Glaube und Spiritualität – Wandel und Vielfalt aus psychiatrischer und psychotherapeutischer Sicht. Stuttgart: Kohlhammer.

Mönter N, Heinz A, Utsch M (Hrsg) (2021). Religionssensible Psychotherapie und Psychiatrie. Stuttgart: Kohlhammer.

Muschg A (1981). Literatur als Therapie? Ein Exkurs über das Heilsame und das Unheilbare. Frankfurter Vorlesungen. Frankfurt/M.: Suhrkamp.

Nunberg H (1959). Allgemeine Neurosenlehre. Bern: Huber.

Phillips J (1962). Psychoanalyse und Symbolik. Bern: Huber.

Röd W (1995). Descartes. Die Genese des cartesianischen Rationalismus. München: C. H. Beck.

Rohde A, Dorn A, Hocke A (2017). Psychosomatik in der Gynäkologie. Stuttgart: Schattauer.

Rousseau JJ (1770). Bekenntnisse. Berlin: Wiegandt u. Grieben 1907.

Rudolf G (1953). Psycho-therapeutische Medizin und Psychosomatik. Ein einführendes Lehrbuch auf psychodynamischer Grundlage. 8. Aufl. Stuttgart: Thieme 2012.

Rudolf G (2015). Wie Menschen sind. Eine Anthropologie aus psychotherapeutischer Sicht. Stuttgart: Schattauer.

Rudolf G (2016). Psychotherapeutische Identität. Göttingen: Vandenhoeck & Ruprecht.

Rudolf G (2019). Psychodynamisch denken – tiefenpsychologisch handeln. Praxis der tiefenpsychologisch fundierten Psychotherapie. Stuttgart: Schattauer.

Rudolf G (2020). Strukturbezogene Psychotherapie. Leitfaden zur psychodynamischen Therapie struktureller Störungen. 4. Aufl. Unter Mitarbeit von L. Hauten und J. Ehrenthal. Stuttgart: Schattauer.

Rudolf G (2021). Alterspsychotherapie: Rousseau als Patient. Psychotherapie im Alter; 18: 315–328.

Rudolf G (2022). James Ensor: Der Künstler als Subjekt in der Gesellschaft seiner Epoche. In: Spreti F v, Bertram W, Fuchs T (Hrsg). Kunsttherapie kompakt. Stuttgart: Schattauer bei Klett-Cotta; 350–356.

Sartre JP (1946). Der Existenzialismus ist ein Humanismus. Reinbek b. Hamburg: Rowohlt 2005.

Schmid W (2012). Philosophie der Lebenskunst. Frankfurt/M.: Suhrkamp.

Schottlaender F (1961). Die Mutter als Schicksal. Stuttgart: Klett.
Schultz-Henke H (1957). Der gehemmte Mensch. Stuttgart: Thieme.
Speer E (Hrsg) (1954). Die Vorträge der 5. Lindauer Psychotherapiewochen. Stuttgart: Thieme.
Seiffge-Krenke I (2012). Therapieziel Identität. Stuttgart: Klett-Cotta.
Stern E (1958). Die Psychotherapie der Gegenwart. Zürich: Rascher.
Strauß B, Galliker M, Linden M, Schweitzer J (Hrsg) (2021). Ideengeschichte der Psychotherapie. Stuttgart: Kohlhammer.
Tomasello M (2014). Eine Naturgeschichte des menschlichen Denkens. Berlin: Suhrkamp.
Tugendhat E (2009). Anthropologie statt Metaphysik. München: C. H. Beck.
Uexküll T v (2017). Psychosomatische Modelle und klinische Praxis. 8. Aufl. München: Elsevier.
Vetter A (1950). Die Erlebnisbedeutung der Phantasie. Stuttgart: Klett.
Weidner K, Rauchfuß R, Neises M (2012). Leitfaden Psychosomatische Frauenheilkunde. Köln: Deutscher Ärzteverlag.
Weizsäcker V v (1956). Pathosophie. Göttingen: Vandenhoeck & Ruprecht.
Werner W (2014). Welch Meisterwerk ist doch der Mensch. Tübingen: dgvt.
Wundt W (1905). Grundriss der Psychologie. 5. Aufl. Leipzig: Engelmann.
Young-Bruehl E, Dunbar C (2009). One hundred years of psychoanalysis. A timeline: 1900–2000. Toronto: Caversham Productions.

Weiterführende Literatur

Rudolf G (1977). Krankheiten im Grenzbereich von Neurose und Psychose. Göttingen: Vandenhoeck & Ruprecht.

Rudolf G (1987). Krankheiten im Grenzbereich von Neurose und Psychose. Ein Beitrag zur Psychopathologie des Ich-Erlebens und der zwischenmenschlichen Beziehungen. Weinheim: Deutscher Studien Verlag.

Rudolf G (2010). Therapeutische Identität. Der Beitrag der Lindauer Psychotherapiewochen. Göttingen: Vandenhoeck & Ruprecht.

Rudolf G (2015). Menschenbild und Psychotherapie. Psychotherapeut; 60: 370–376.

Rudolf G (2018). Das Subjekt in Zeiten der Vernetzung: selbstreflexiv oder fremdgesteuert? In: Fuchs T et al. Das überforderte Subjekt. Frankfurt/M.: Suhrkamp; 291–309.

Rudolf G (2019). Seelischer Funktionen und ethisches Verhalten. Über strukturelle Störungen und ihre Behandlung. Existenzanalyse; 36: 41–47.

Rudolf G, Rüger U (2016). Psychotherapie in sozialer Verantwortung. A. Dührssen und die Entwicklung der Psychotherapie. Stuttgart: Schattauer.

Sachverzeichnis